BEI GRIN MACHT SICH IHR WISSEN BEZAHLT

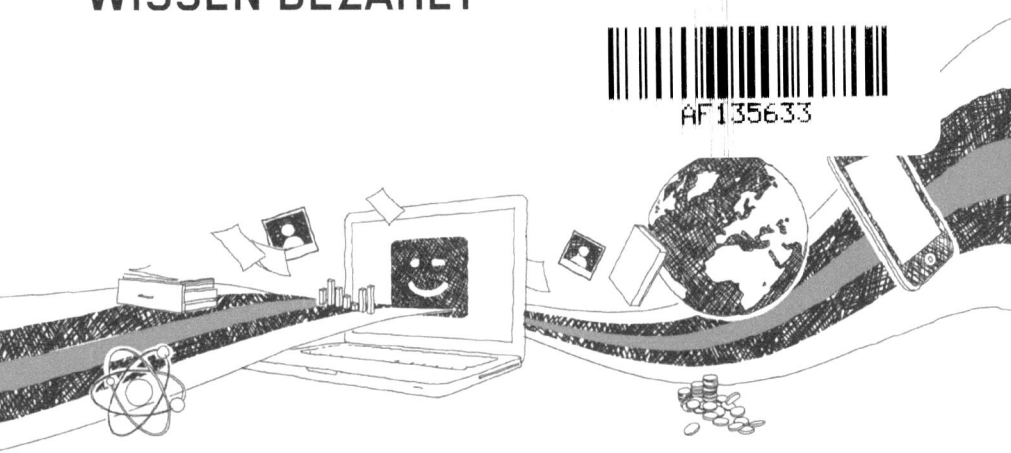

AF135633

- Wir veröffentlichen Ihre Hausarbeit, Bachelor- und Masterarbeit

- Ihr eigenes eBook und Buch - weltweit in allen wichtigen Shops

- Verdienen Sie an jedem Verkauf

Jetzt bei www.GRIN.com hochladen und kostenlos publizieren

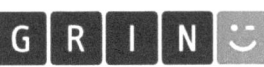

Untersuchung zur Impfmüdigkeit im deutschsprachigen Raum

Maßnahmen und Kommunikationsstrategien zur Erhöhung der Masernimpfquoten (MMR-Kombinationsimpfung)

Peter Krück

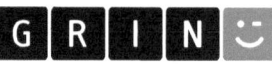

Bibliografische Information der Deutschen Nationalbibliothek:

Die Deutsche Nationalbibliothek verzeichnet diese Publikation in der Deutschen Nationalbibliografie; detaillierte bibliografische Daten sind im Internet über http://dnb.d-nb.de abrufbar.

ISBN: 9783346804174
Dieses Buch ist auch als E-Book erhältlich.

© GRIN Publishing GmbH
Nymphenburger Straße 86
80636 München

Druck und Bindung: Books on Demand GmbH, Norderstedt Germany
Gedruckt auf säurefreiem Papier aus verantwortungsvollen Quellen

Das Buch bei GRIN: https://www.grin.com/document/1322543

Bachelorarbeit

Institute for Marketing & Consumer Research

Untersuchung zur Impfmüdigkeit im
deutschsprachigem Raum: Maßnahmen und
Kommunikationsstrategien zur Erhöhung der
Masernimpfquoten (MMR-Kombinationsimpfung)

Autor: Peter Krück

Angestrebter akademischer Grad: Bachelor of Science (BSc WU)

04.09.2015

Studienrichtung: Bachelorstudium Betriebswirtschaft

Inhaltsverzeichnis

1. Einleitung... 1

2. Medienberichte... 3

3. Auswertung der Medienberichte... 4

   3.1. Impfquoten in Deutschland und Österreich................................. 4

   3.2. Akteure und Risiko-Gruppen.. 5

      3.2.1. Impfgegner und Impfskeptiker... 5

      3.2.2. Eltern... 6

      3.2.3. Jugendliche und junge Erwachsene...................................... 6

      3.2.4. Migranten und Flüchtlinge.. 7

      3.2.5. Gesundheitspersonal... 8

   3.3. Gründe für die Impfmüdigkeit... 8

      3.3.1. Fehlinformationen im Internet... 9

      3.3.2. Zweifel an der Wirksamkeit der Impfungen............................ 9

      3.3.3. Sicherheitsbedenken und Impfrisiko...................................... 9

      3.3.4. Verharmlosung der Krankheit.. 10

      3.3.5. Mangelndes Krankheitsbewusstsein..................................... 11

      3.3.6. Zugangsbarrieren.. 11

      3.3.7. Sonstige.. 12

   3.4. Durchgeführte Impfkampagnen und Maßnahmen zur Erhöhung der Impfraten...... 12

      3.4.1. Deutschlandweit... 13

      3.4.2. Österreichweit.. 14

      3.4.3. Regional.. 14

   3.5. Diskutierte Ideen zur Erhöhung der Impfraten............................ 15

      3.5.1. Impfpflicht.. 15

      3.5.2. Kita-Aufnahme und Einschulung nur mit Impfschutz................ 16

      3.5.3. Kostenlose Impfungen.. 17

      3.5.4. Kopplung von Sozialleistungen an den Impfstatus.................. 17

      3.5.5. Sonstige.. 18

   3.6. Fazit... 19

4. Kommunikationsstrategien und Maßnahmen aus der Fachliteratur................. 19

   4.1. Strategien gerichtet an Patienten.. 19

      4.1.1. Allgemeine Hinweise.. 20

      4.1.2. Routinekontrollen.. 21

4.1.3.Erinnerungs- und Rückrufsysteme.. 22

4.1.4.Social Media und Webseiten.. 23

4.1.5.Hausbesuche und Vertrauenspersonen... 24

4.1.6.Organisation und verbesserter Zugang... 25

4.2. Strategien gerichtet an das Gesundheitspersonal.. 26

4.2.1.Informationsmaterial und Aufklärung.. 26

4.2.2.Erinnerungen und technische Unterstützung.. 27

4.2.3.Feedback... 28

4.3. Fazit... 29

5. Conclusio... 30

6. Literaturverzeichnis... 31

Abkürzungsverzeichnis

AHWC	Alberta Health and Wellness Communications
BMG	Bundesministerium für Gesundheit (Österreich)
BZgA	Bundeszentrale für gesundheitliche Aufklärung (Deutschland)
CDC	Centers for Disease Control and Prevention
ECDC	European Centre for Disease Prevention and Control
NHS	National Health Service
PHE	Public Health England
RKI	Robert Koch Institut
WHO	World Health Organisation

1.   Einleitung

Masern und die dazugehörige Impfung erfahren in den letzten Jahren vermehrt große mediale Aufmerksamkeit. Aufgrund der aktuell aufflammenden Masernausbrüche in Deutschland und Österreich sind Tageszeitungen und das Internet voll von Artikeln über diese Krankheit und die Vor-und Nachteile einer Impfung.

Masern sind eine der ansteckendsten Krankheiten der Welt. Nahezu 100% der Personen, welche in Kontakt mit dem Virus geraten, erkranken (WHO, 2012; RKI 2015a). Bei der Erkrankung kann es zu schwerwiegenden Komplikationen mit lebenslangen Folgen sowie zum Tod kommen. So starben weltweit vor der flächendeckenden Einführung der Masernimpfung schätzungsweise mehr als 2 Millionen Menschen jährlich an den Folgen einer Infektion (WHO, 2012). Nicht nur in Entwicklungsländern sondern auch in den Industriestaaten stellen die Masern eine Bedrohung dar. So bedarf es bei 10-30% der Infizierten einer stationären Behandlung in einem Krankenhaus und einer von 1.000 Fällen führt schließlich zum Tod (WHO, 2012; ECDC, 2010).

Zur Prophylaxe gegen eine mögliche Maserninfektion wird eine Impfung angeboten. In Österreich wird die Masernimpfung seit 1974 und die MMR-Kombinationsimpfung seit 1994 offiziell empfohlen (BMG, 2013). Die MMR-Impfung schützt nach zwei Dosen neben Masern auch gegen Mumps und Röteln (ECDC, 2010; BMG, 2013). Zu beachten ist hierbei, dass erst die zweite Impfdosis einen vollständigen Schutz garantiert (ECDC, 2010; Gardner et al., 2008; WHO, 2012). Zusätzlich zum Schutz des Individuums erlaubt eine hohe Impfquote in der Bevölkerung den Aufbau einer sogenannten Herdenimmunität. Eine Herdenimmunität erlaubt, bei entsprechend hohen Impfquoten, auch den Schutz von ungeimpften Personen, da sich die Masern nur von Mensch-zu-Mensch übertragen (BMG, 2013; WHO, 2012). Zum Aufbau und Erhalt der Herdenimmunität werden eine 95%ige Impfabdeckung der Bevölkerung mit zwei Dosen MMR benötigt (Gardner et al., 2008; ECDC, 2010).

Mithilfe weltweiter Impfprogramme konnten die Todesfälle aufgrund von Maserninfektionen zwischen den Jahren 2000 und 2010 um 74% reduziert werden (WHO, 2012). Auch in Deutschland sank die Anzahl der Maserninfektionen von 6.139 im Jahr 2001 auf 780 im Jahr 2010 (RKI, 2015a).

Da Masern ausschließlich von Mensch-zu-Mensch übertragen werden, besteht die Möglichkeit, den Erreger mit einer großflächigen Impfabdeckung, ähnlich den

Pocken, vollständig zu eliminieren (BMG, 2013). Das Ziel der Maserneliminierung konnte bereits in der WHO Region Gesamtamerika erreicht werden. Im Jahre 2002 wurde die Region als erste Region weltweit für masernfrei erklärt (WHO, 2012). Die WHO formulierte das Ziel, die WHO Region Europa bis 2015 und die gesamte Welt bis zum Jahr 2020 von Masern zu befreien (WHO, 2012). Dabei wurde bereits versucht, die WHO Region Europa bis 2010 masernfrei zu halten. Dieses Vorhaben scheiterte und der Termin bis zur vollständigen Maserneliminierung in Europa musste auf 2015 verschoben werden (BMG, 2013; ECDC, 2010). Infolge der anhaltenden Masernausbrüche in Deutschland und Österreich, aber auch in anderen europäischen Ländern wie Frankreich und Rumänien, wird auch das Ziel der Masernelimination bis 2015 nicht erreicht werden können (RKI, 2015a).

Bereits bis zur Erstellung dieser Arbeit, Mitte August 2015, betrug die Anzahl an gemeldeten Maserninfektionen In Deutschland 2.396 (RKI, 2015b). Für Österreich wurden 305 Fälle gemeldet (BMG, 2015).

Das immer wieder erneute Aufflammen von lokalen Masernausbrüchen kann durch gravierende Impflücken in der Bevölkerung begründet werden (ECDC, 2010; BMG, 2013; RKI 2015a). Dies lässt sich auch anhand internationaler Vergleiche der MMR-Impfabdeckung erkennen. Dabei weist Österreich eine zu anderen Ländern relativ geringe Impfquote für die MMR-Impfung, insbesondere der zweiten Dosis auf (BMG, 2013). Ursache hierfür liegt in einer gewissen Impfmüdigkeit der breiten Bevölkerung (ECDC, 2010; BMG, 2013). Des Weiteren haben schädliche Aktivitäten von Impfgegnern und Impfkritikern einen starken Einfluss (WHO, 2012).

Mit dieser Arbeit soll untersucht werden, mit welchen Ansätzen es möglich ist, die Kommunikation für die MMR-Impfung zu verbessern. Dazu werden Faktoren, welche die Impfmüdigkeit beeinflussen und Argumente der Impfkritiker analysiert. Anschließend werden vergangene Maßnahmen zur Erhöhung der Impfraten im deutschsprachigem Raum und aktuelle Ideen beleuchtet. Dies wird anhand einer Medienanalyse durchgeführt. Die Medienanalyse ausgewählter deutschsprachiger Nachrichtenartikel und Pressemitteilungen erlaubt einen Einblick, wie die Krankheit Masern und die dazugehörige Impfung konkret kommuniziert wird. Die Ergebnisse aus dieser Analyse werden im zweiten Teil der Arbeit um Empfehlungen für Maßnahmen und Kommunikationsstrategien aus der Fachliteratur ergänzt.

Daher soll die Forschungsfrage folgendermaßen lauten:

Mit welchen Kommunikationsstrategien und Maßnahmen lassen sich die Impfquoten für die MMR-Impfung im deutschsprachigen Raum verbessern?

2.   Medienberichte

Grundlage dieser Arbeit stellt eine Medienanalyse dar. Dies erlaubt es, einen Einblick in die Kommunikationsweise und breite öffentliche Meinung zur Masernkrankheit und der zugehörigen Impfung zu bekommen. Dazu wurden deutschsprachige online Artikel etablierter Tageszeitungen sowie Pressemitteilungen relevanter Institute und Behörden untersucht. Insgesamt wurden 40 Medienberichte in die Untersuchung einbezogen.

Um ein Höchstmaß an relevanten Informationen aus den Medienberichten extrahieren zu können, wurde die Suche und Auswahl jener Artikel in drei Schritten methodisch abgehandelt. In einem ersten Schritt wurde ein Grundstock an Informationen zum Thema Impfmüdigkeit und Masern aufgebaut. Dazu wurde auf den Internetportalen verschiedener deutscher und österreichischer Tageszeitungen sowie der Suchmaschine Google mit dem Suchbegriff "Impfmüdigkeit Masern" gesucht. Nachdem ein Grundstock an Informationen hinsichtlich Impfmüdigkeit und Masern vorhanden war, wurde in einem nächsten Schritt die Suche auf Maßnahmen, Medienkampagnen und Strategien zur Bekämpfung jener Müdigkeit erweitert. Gesucht wurde im zweiten Schritt auf denselben Portalen nach Begriffen wie "Impfstrategie Masern", "Masern Impfkampagne" und "Impfgegner Masern". Anschließend wurden in einem letzten Schritt mit spezifischeren Suchbegriffen Informationslücken gefüllt.

Zeitlich sind alle Medienberichte zwischen den Jahren 2009 und 2015 angesiedelt. Das Jahr 2009 wurde als zeitliche Grenze gewählt, um eine Aktualität der Medienberichte zu gewährleisten, aber Publikationen rund um das verpasste WHO Ziel zur Maserneliminierung 2010 einbeziehen zu können.

Eine Auflistung aller verwendeten Medienberichte mitsamt Suchbegriffen findet sich, in chronologischer Reihenfolge nach Publikationsdatum geordnet, im Anhang wieder.

3. Auswertung der Medienberichte

Auf den folgenden Seiten werden die Ergebnisse der Medienanalyse diskutiert.

3.1. Impfquoten in Deutschland und Österreich

Die Betrachtung der Impfquoten in den untersuchten Ländern stellt einen geeigneten Startpunkt für die Auswertung der Medienberichte dar. Die Impfquote ist die maßgebliche Größe für alle weiteren Betrachtungen. Wie bereits in der Einleitung erwähnt, ist eine durchwegs hohe Impfabdeckung von 95% der Bevölkerung mit zwei Dosen MMR vonnöten, um Masernausbrüche zu verhindern und eine Herdenimmunität aufzubauen.

Gleich vorweg kann gesagt werden, dass das Problem der Impfmüdigkeit in den deutschsprachigen Ländern weit weniger dramatisch ist als die Situation zunächst vermuten lässt.

So schreibt derStandard (2009a): *"Eine sich langsam entwickelnde Impfmüdigkeit, wie hier und dort vermutet, konnte die Umfrage nicht feststellen"*. Dies zeigen auch die Impfquoten der anderen Berichte.

In Deutschland wird eine bundesweite Quote von 97% für die erste Dosis MMR und eine 92%-ige für die zweite Dosis angegeben (Bild Zeitung, 2015). In einer weiteren Quelle wird eine durchschnittliche Impfquote von rund 90% angeführt, wobei diese von Bundesland zu Bundesland variiert (Handelsblatt, 2015b). Diese regionalen Unterschiede werden nochmals genauer spezifiziert. Zum einem werden "im Osten", also in den neuen deutschen Bundesländern, zwar sehr gute Quoten für die erste Impfdosis erzielt, jedoch nicht für die Zweite (Süddeutsche Zeitung, 2013). Des Weiteren zeigen sich besonders im Bundesland Bayern größere Impflücken. Demnach werden Bayern die bundesweit niedrigsten Impfquoten von gleich mehreren Quellen attestiert (Spiegel Online, 2013d; Süddeutsche Zeitung, 2013; Süddeutsche Zeitung, 2014). Trotz diesem bescheidenen Zeugnis werden auch in Bayern immerhin 89,8% der Kinder mit zwei Impfdosen versorgt (Süddeutsche Zeitung, 2014). Einzig eine Quelle beziffert konkret niedrige Zahlen. So bemängelte Spiegel Online, dass im Jahre 2013 nur 37% der Kleinkinder der Stiko-Empfehlung von zwei Impfdosen MMR Folge leisteten (Spiegel Online, 2014a).

In Österreich scheint die Situation ähnlich. Einzig die Geschwindigkeit, in welcher die nötigen Impfungen durchgeführt werden, wird kritisiert. Die Impfrate der 2-jährigen für beide Dosen der MMR-Impfung beträgt hier zwischen 63-81% (AVOS, o.J.; Kurier, 2013). Erst beim Schuleintritt können 95% der Kinder erreicht werden (Kurier, 2013).

Trotz einigermaßen befriedigender Impfquoten jenseits der 90%-Marke in beiden Ländern genügen einige Impflücken, um den Masern immer wieder Chancen zu Ausbrüchen zu geben.

3.2. Akteure und Risiko-Gruppen

Die Auswertung der Medienberichte hat eine Vielzahl unterschiedlicher Personengruppen ergeben, welche für Impfmüdigkeit als besonders anfällig gelten und/oder das Impfverhalten Anderer wesentlich beeinflussen. Nachfolgend eine detaillierte Beschreibung der einzelnen Personengruppen.

3.2.1. Impfgegner und Impfskeptiker

Für die Personengruppe der Impfgegner geben die Quellen keine konkrete Definition oder Beschreibung an. Gesagt werden kann, dass Impfgegner, wie der Name vermuten lässt, eine ablehnende Position hinsichtlich Impfungen eingenommen haben und sich nicht oder nur wenig von wissenschaftlich begründeten Argumenten beeinflussen lassen (Zeit Online, 2009; derStandard, 2015). Desweiteren arbeitet ein Teil dieser Personengruppe aktiv daran, andere Bevölkerungsteile für ihre Sichtweise zu gewinnen und die öffentliche Meinung über Impfungen negativ zu beeinflussen (derStandard, 2012b; SpringerMedizin.at, 2012). In den USA sind Impfgegner auch unter dem Namen "Anti-Vaxxer" bekannt (Süddeutsche Zeitung, 2015a).

Die Zahlen deuten darauf hin, dass der Anteil an Impfgegnern an der Gesamtbevölkerung über die Jahre hinweg zunimmt. So konnten, laut Medienberichten, im Jahre 2009 erst 2% der Bevölkerung als Impfgegner bezeichnet werden (derStandard, 2009a; Zeit Online 2009). Dieser Anteil erhöhte sich bis 2014 auf 3% und im Jahr 2015 bereits auf 4% (Spiegel Online, 2014b; derStandard, 2015).

Der Anteil an Impfskeptikern, also Personen, welche den Sinn von Impfungen und die damit verbundenen Risiken hinterfragen, aber weiterhin offen für Argumente sind, beziffert derStandard in Österreich mit 40% (derStandard, 2015).

3.2.2. Eltern

Eltern sind als Erziehungsberechtigte für ihre unmündigen Kindern eine wichtige Personengruppe, wenn es um die Entscheidung für oder gegen die Verabreichung einer Impfung geht. Da es in Deutschland nur eine Impfempfehlung aber keine Impfpflicht gibt, dürfen Eltern für sich und ihre Kindern eine eigenständige Entscheidung treffen (Bild Zeitung, 2015).

Aus den Medienberichten geht hervor, dass es vor allem bei gebildeteren Müttern zu einer kritischen Auseinandersetzung mit dem Thema Impfung bis hin zur ausgeprägten Impfskepsis kommt. Dies hat zur Folge, dass gerade Kinder von besser ausgebildeten Müttern einen nicht ausreichenden Impfschutz aufweisen (Spiegel Online, 2013d; Süddeutsche Zeitung, 2013).

Selbst jene Eltern, welche Impfungen positiv gegenüberstehen, verschleppen oft Impfungen für ihre Kinder und tragen somit zu Impflücken in der Bevölkerung bei (Süddeutsche Zeitung, 2013).

Des Weiteren ist ein Impfschutz gegenüber Masern für Eltern von hoher Bedeutung, da diese im engen Kontakt mit ihren noch nicht impffähigen Säuglingen leben (AVOS, o.J.).

3.2.3. Jugendliche und junge Erwachsene

Eine der Hauptrisikogruppen für Impfmüdigkeit stellen Jugendliche und junge Erwachsene dar. Dies zeigen die Zahlen für Masernfälle sehr deutlich. Demnach fielen über 50% aller Masernfälle im Jahr 2011 auf Personen über 15 Jahre (Süddeutsche Zeitung, 2012). Das WHO Regionalbüro Europa (2011b) zeichnet für das Jahr 2011 ein noch weitaus schlechteres Bild: *"In der Europäischen Region trat die überwiegende Mehrzahl der Masernfälle (90%) unter Jugendlichen und Erwachsenen auf, die nicht geimpft waren bzw. deren Impfstatus nicht bekannt war."*. Mit der Verschiebung der Hauptrisikogruppe für Masernfälle von Kindern zu Jugendlichen und jungen Erwachsenden, kann von Masern als eine Kinderkrankheit kaum noch eine Rede sein (Spiegel Online, 2014a; Wiener Zeitung, 2015).

Die Gruppe der Jugendlichen und jungen Erwachsenen umfasst alle Geburtenjahrgänge 1970 und später. Diese Personengruppe hatte, aufgrund des einsetzenden Erfolges der Masernimpfung, kaum eine Chance, sich mit Masern anzustecken und somit eine natürliche Immunität gegen die Krankheit aufzubauen (Stern, 2013). Zudem scheint dieser Personenkreis sich wenig für das Thema Impfungen zu interessieren. Das Magazin Stern publizierte die Ergebnisse einer Befragung von Personen mit Geburtsjahr 1970 und später. 81% der Befragten wussten nicht über die Empfehlung zur 2-fachen MMR-Impfung Bescheid. Viele Befragte gaben darüber hinaus, an nicht zu wissen, wo sich ihr aktueller Impfpass befindet. Auch geht hervor, dass die Gruppe der 21- bis 29-jährigen besonders impfkritisch ist. Nur 50% dieser Personengruppe stehen Impfungen positiv gegenüber und nur 13% der Personen ohne ausreichenden Masernimpfschutz plant, diesen im kommenden Jahr nachzuholen (Stern, 2013).

Wie im Punkt 3.1. dieser Arbeit aufgezeigt ist die Masernimpfabdeckung bei Kleinkindern gut. Eine der Hauptzielgruppen von Impfkampagnen sollten demnach Jugendliche und junge Erwachsene sein.

3.2.4. Migranten und Flüchtlinge

Deutschland und Österreich sind Hauptanlaufpunkte für Flüchtlinge aus aller Welt. Die aktuellen Zufluchtsströme stellen die medizinische Versorgung und die Sicherstellung eines ausreichenden Impfschutzes der Flüchtlinge vor Probleme (Die Welt, 2015).

Ein Großteil der Flüchtlinge kommt aus Herkunftsländern, in denen die medizinische Versorgung, aufgrund von Krieg oder sonstigen politischen Wirren, zusammengebrochen ist. Folglich haben Flüchtlinge einen oft nur mangelhaften Impfschutz gegen Masern (Die Welt, 2015; Handelsblatt 2015b). Medienberichten zufolge gingen die Masernausbrüche vom Oktober 2014 in Berlin von Flüchtlingsunterkünften aus (Die Welt, 2015; Handelsblatt, 2015b).

Aber nicht nur Flüchtlinge weisen einen mangelhaften Impfschutz vor. Laut derStandard sind in Österreich von den 1,5 Millionen Personen mit Migrationshintergrund nur die wenigsten ausreichend geimpft (derStandard, 2012a).

3.2.5. Gesundheitspersonal

Dem Gesundheitspersonal kommt in jedem Gesundheitssystem eine Schlüsselrolle zu. Das Gesundheitspersonal beeinflusst die Themen Masern und Masernimpfschutz auf mehreren Ebenen.

Ärzte sind für die meisten Menschen die zentrale Anlaufstelle für medizinische Fragen. Patienten kennen sich nicht mit den Details der medizinischen Materie aus und vertrauen dem Fachwissen der Mediziner (Zeit Online, 2009). Aus diesem Grund ist es für eine hohe Impfabdeckung der Bevölkerung wichtig, ausreichend Ärzte, welche den Patienten Impfungen empfehlen, mobilisieren zu können (Schleswig-Holsteinischer Zeitungsverlag, 2012). Um diese Aufklärfunktion dem Patienten gegenüber übernehmen zu können, müssen Ärzte bestens über die bestehende MMR-Kombinationsimpfung informiert sein. Denn vielfach ist selbst Ärzten nicht bewusst, dass es sich bei der zweiten Dosis MMR keinesfalls nur um eine Auffrischungsimpfung handelt (Süddeutsche Zeitung, 2013).

Die Aufklär- und Beratungsfunktion der Ärzte kann sich auch negativ auf die Impfquoten auswirken. So befinden sich unter den Medizinern professionelle Impfgegner wie Homöopathen und anthroposophische Ärzte, welche ihren Patienten Impfungen nicht weiterempfehlen (Zeit Online, 2009; Spiegel Online, 2013c; Wiener Zeitung, 2015)

Dem Gesundheitspersonal kommt als möglicher Krankheitsüberträger weitere Verantwortung zu. Durch den engen Kontakt zwischen Personal und Patienten im Krankenhaus kann sich der Masernerreger, bei mangelhaftem Impfschutz, leicht verbreiten. In gleich vier Medienberichten wird ungeimpftes Krankenhauspersonal als Risikofaktor für sich und die Patienten eingestuft (Süddeutsche Zeitung, 2015; derStandard, 2015; Wiener Zeitung, 2015; AVOS, o.J.).

3.2. Gründe für die Impfmüdigkeit

Die Gründe und Ursachen, warum sich Menschen nicht für eine Schutzimpfung gegen Masern entscheiden, sind sehr vielfältig wie die Medienanalyse zeigt. Im Folgenden werden die einzelnen Gründe für die Impfmüdigkeit genauer beleuchtet.

3.2.1. Fehlinformationen im Internet

Maßgeblichen Einfluss auf Entscheidungen hat die Qualität und Art der zur Verfügung stehenden Informationen. Die erste Anlaufstelle für Informationen stellt für viele Personen das Internet dar. In Zeiten von Web 2.0, Blogs und User generierten Inhalten ist es jedermann möglich, binnen kürzester Zeit Inhalte im Internet zu veröffentlichen. Dies hat zur Folge, dass Informationen im Internet oft falsch, ungeprüft und unsortiert sind (Handelsblatt, 2015d). Dabei schädigen Impfdiskussionen, in denen Impfgegner ungeprüfte Informationen verbreiten, die öffentliche Wahrnehmung über Impfungen schwer (SpringerMedizin.at, 2012; derStandard, 2012b; Spiegel Online, 2013a). Darüber hinaus verzerren subjektive Erfahrungsberichte die Qualität der Informationen im Internet weiter. Vorrangig werden negative Einzelbeispiele über Nebenwirkungen kommuniziert, welche anschließend weitere negative Reaktionen hervorrufen (derStandard, 2012a; Spiegel Online, 2013a).

Ein generelles Problem betrifft die Art wie über Impfungen gesprochen wird. Obwohl jede Impfung ein eigenes Anwendungs-, Nutzens- und Risikoprofil aufweist, fallen Impfungen oft einer Verallgemeinerung zum Opfer (derStandard, 2015).

3.2.2. Zweifel an der Wirksamkeit von Impfungen

Wie bereits in der Einleitung beschrieben, werden Masern durch Viren ausgelöst. Die Masernimpfung bereitet das Immunsystem mit einer abgeschwächten Variante des Erregers auf eine mögliche Infektion vor und schützt somit den Geimpften (BMG, 2013). Nur wissenschaftlich auf Wirksamkeit geprüfte Impfungen erhalten in Deutschland und Österreich eine Zulassung (Handelsblatt, 2015b). Diese Wirksamkeit der Impfungen wird von Impfgegnern bezweifelt (WHO Regionalbüro Europa, 2012; Bild Zeitung, 2015; Handelsblatt, 2015b). Harte Impfgegner bezweifeln darüber hinaus die Existenz von Viren und sehen somit Impfungen als völlig falsche Präventionsmethode an (derStandard, 2015).

3.2.3. Sicherheitsbedenken und Impfrisiko

Eines der am häufigsten angeführten Argumente gegen Impfungen sind mögliche Nebenwirkungen. In einer Umfrage gaben 25% der Befragten an, sich wegen der Angst vor möglichen Impfschäden und Nebenwirkungen gegen eine Impfung entschieden zu haben (AVOS, o.J.). Das Forschungsprojekt „The Vaccine Confidence Project" untersucht soziale Netzwerke auf Äußerungen über Impfungen. Bisherige Ergebnisse zeigen, dass 16% der negativen Äußerungen etwaige Sicherheitsbedenken zum Thema haben (Spiegel Online, 2013a).

Eine Verbindung zwischen Impfungen und der Wahrscheinlichkeit an Autismus zu erkranken, wird in vielen Medienberichten gesondert hervorgehoben. Dieser Zusammenhang wurde 1998 in einer Studie des britischen Arztes Andrew Wakefield das erste Mal proklamiert. Obwohl die Studie mittlerweile mehrmals als falsch widerlegt wurde, wird das Argument der Auslösung von Autismus immer wieder hervorgebracht (Süddeutsche Zeitung, 2012; Spiegel Online, 2013b; Bild Zeitung, 2015; Handelsblatt, 2015b; Süddeutsche Zeitung, 2015a).

Weitere Bedenken betreffen die Abwehrkräfte kleiner Kinder. Eltern befürchten, dass vor allem Kombinationsimpfungen, das Immunsystem ihrer Kinder überfordern könnten und somit anderen Krankheiten Chancen zum Ausbruch geben (Handelsblatt, 2015b).

Die MMR-Kombinationsimpfung gilt als eines der sichersten Werkzeuge der Medizin. Seit 1998 wurden mehr als drei Millionen Dosen des Wirkstoffes in Österreich verabreicht. Dabei kam es zu keinem bleibenden Impfschaden (AVOS, o.J.; Kurier, 2013).

3.2.4. Verharmlosung der Krankheit

Masern sind eine gefährliche und hoch ansteckende Krankheit. Dennoch wird sie von vielen nicht ernst genommen und als eine ungefährliche Kinderkrankheit eingestuft (Süddeutsche Zeitung, 2012). Eine Umfrage der BZgA aus dem Jahr 2012 ergab, dass 24% der Befragten Masern als keine gefährliche Krankheit ansehen (BZgA, 2012; Stern, 2013).

Dies ist vor allem zwei Denkansätzen geschuldet. Erstens sind Eltern und ältere Erwachsene der Meinung, dass sie die Krankheit auch durchgemacht und ohne längerfristige Komplikationen gut überstanden haben (Süddeutsche Zeitung, 2013; Handelsblatt, 2015b). Des Weiteren gehen manche Personengruppen noch einen Schritt weiter und sehen die Infektion mit Masern als einen wichtigen Teil zur Abhärtung des Immunsystems und der Kindesentwicklung an (Stern, 2013; Bild Zeitung, 2015; Handelsblatt, 2015b).

Eine Verharmlosung von Masern hat Auswirkungen auf die Impfquoten. Denn sobald eine Krankheit nicht mehr als gefährlich wahrgenommen wird, sinkt die Impfdisziplin (Spiegel Online, 2013b).

3.2.5. Mangelndes Krankheitsbewusstsein

Masernfälle im unmittelbaren Bekanntenkreis sind in Deutschland und Österreich selten geworden. Dies ist ein Erfolg jahrelanger Impfprogramme, wodurch Masernfälle auf die heutige Zahl reduziert werden konnten. Als Nebeneffekt dieses Erfolges geraten Masern zusehends in Vergessenheit (Zeit Online, 2009b; derStandard, 2012b).

Das mangelhafte Krankheitsbewusstsein rund um Masern in der Bevölkerung macht sich in Umfrageergebnissen bemerkbar. Als Haupthinderungsgrund für die MMR-Impfung gaben 60% der Befragten in einer deutschlandweiten Repräsentativumfrage im Jahr 2012 an, nicht um die Notwendigkeit einer Impfung Bescheid zu wissen (BZgA, 2012). In einer ähnlichen bundesweiten Repräsentativumfrage zwei Jahre später stieg dieser Wert auf 70% an (Deutsches Ärzteblatt, 2015a). Somit sind Unwissenheit rund um Masern und der Notwendigkeit einer Impfung größere Hinderungsgründe für eine hohe Impfabdeckung als mögliche Sicherheitsbedenken.

Der Prozess des Vergessens wird durch die mediale Berichterstattung von neuen Krankheiten beschleunigt. So schreibt derStandard (2009b): *„Im Zuge der dominanten Berichterstattung in den Medien zu neuen Seuchengefahren wie der Schweinegrippe geraten andere Infektionsrisiken in der öffentlichen Wahrnehmung zu Unrecht in den Hintergrund (...) Neue Risiken werden meist schlimmer empfunden als altbekannte, die gerne verdrängt werden.".*

3.2.6. Zugangsbarrieren

Barrieren, welche den Zugang zu Impfungen verhindern, können Impfquoten beeinflussen. Zugangsbarrieren treffen vor allem Flüchtlinge und Personen mit Migrationshintergrund.

Für Flüchtlinge steht kein reguläres Impfangebot in Deutschland zur Verfügung (Die Welt, 2015). Stattdessen erhalten Flüchtlinge laut Asylbewerberleistungsgesetz eine eingeschränkte Gesundheitsversorgung in den ersten 15 Monaten ab Beginn des Aufenthaltes. Dieses eingeschränkte Leistungsangebot umfasst ausschließlich die kostenfreie Masernimpfung für Personen mit Geburtsjahr 1970 und später (Die Welt, 2015). Personen mit Migrationshintergrund erfahren zusätzlich durch Sprachbarrieren eine weitere Zugangsbehinderung (derStandard, 2012a).

Auch Österreicher und Deutsche unterliegen niederschwelligen Zugangsbarrieren (derStandard, 2009a; derStandard, 2012b). So wird Bequemlichkeit vom WHO Regionalbüro Europa als einer der Gründe für Impfmüdigkeit angegeben (WHO Regionalbüro Europa, 2012). Demnach wünschen sich 85% der Teilnehmer einer Umfrage einen einfacheren und bequemeren Zugang zu Schutzimpfungen (derStandard, 2009a).

3.2.7. Sonstige

Neben den erwähnten Gründen für die Impfmüdigkeit nennen die Quellen noch einige weitere.

Einen Kritikpunkt stellen die finanziellen Interessen der Pharmaindustrie an hohen Impfquoten dar (derStandard, 2009a; derStandard, 2015). 21% der negativen Äußerungen über Impfungen über soziale Netzwerke betreffen die Motive von Politik und Pharmaindustrie (Spiegel Online, 2013a).

Eine Quelle nennt religiöse Motive als Grund für die Entscheidung, sich nicht impfen zu lassen (Bild Zeitung, 2015). In einem anderen Medienbericht wird die Unsicherheit der Bürger aufgrund der unterschiedlichen Auffrischungsvorschriften für jede Impfung genannt (Schleswig-Holsteinischer Zeitungsverlag, 2012). Auch konnte in einer Quelle eine Free-Rider Mentalität identifiziert werden. Dabei nutzen Personen die Herdenimmunität der Bevölkerung aus, um sich vor Masern zu schützen und gleichzeitig dem Risiko des Impfens zu entgehen (Handelsblatt, 2015b).

3.4. Durchgeführte Impfkampagnen und Maßnahmen zur Erhöhung der Impfraten

Um herauszufinden, mit welchen Maßnahmen die Masernimpfquoten in den deutschsprachigen Ländern gesteigert werden können, ist eine Analyse der durchgeführten Impfkampagnen unerlässlich. Im folgenden Abschnitt werden die Ergebnisse aus der Medienanalyse dazu genannt.

3.4.1. Deutschlandweit

Die Medienanalyse konnte drei deutschlandweite Impfkampagnen für den Zeitraum 2009 bis 2015 identifizieren.

Den Start markierte die im Jahr 2012 vom BzgA durchgeführte Aktion "Deutschland sucht den Impfpass" (BZgA, 2012; Stern, 2013). Hauptzielgruppe der Impfkampagne stellten Jugendliche und junge Erwachsene dar (BZgA, 2012; Stern, 2013). Kernelement der Kampagne waren bundesweite Großflächenplakatierungen mit vier überspitzten Impfpass-Suchmotiven (BZgA, 2012). Unterstützt wurden die Plakatierungen durch die Internetseite www.impfen-info.de/impfpass. Auf der Website konnten und können Besucher Informationen über Masern und der zugehörigen Schutzimpfung abrufen. Weiterhin beinhaltet die Website ein Masern-Quiz sowie ein interaktives Impfcheck-Video (BZgA, 2012). Beworben wurde die Internetseite mittels einer bundesweiten Postkartenaktion in öffentlichen Bildungseinrichtungen und Online-Banner in zielgruppenspezifischen Internetportalen (BZgA, 2012).

Mitte Juni 2015 wurde der "Nationale Aktionsplan 2015 – 2020 zur Elimination der Masern und Röteln in Deutschland" vorgestellt. Die Impfkampagne zielt vor allem auf Arztpraxen und deren Wartezimmer ab. Arztpraxen wird mit dem Online-Test "Mein PraxisCheck" eine Möglichkeit zur schnellen Überprüfung des Impfmanagements angeboten. Darüber hinaus werden Praxismitarbeiter mit aktuellen Informationen über die MMR-Impfung versorgt. Zusätzlich werden Materialien für das Wartezimmer bereitgestellt. Darunter zwei Informationsblätter für Erwachsene und Kinder mit relevanten Informationen über Masern und die Schutzimpfung. Mithilfe von Info-Karten im Pop-Art-Stil soll im Wartezimmer Aufmerksamkeit für die Aktion erregt werden (Deutsches Ärzteblatt, 2015b).

Das Handelsblatt beschreibt in einem Artikel vom 26.05.2015 eine Aktion der Krankenkasse AOK. Auf einer Internetseite können "Faktenboxen" mit wissenschaftlich nachprüfbaren Informationen zu Masern, Impfungen und Nebenwirkungen aufgerufen werden. Zusätzlich klären die Faktenboxen über Impfgerüchte und den fälschlichen Zusammenhang zwischen Impfungen und Autismus auf (Handelsblatt, 2015d).

Einem Bericht zufolge zeigen die Impfkampagnen in Deutschland bereits Wirkung. So gaben in einer Befragung aus dem Jahr 2012 72% der Personen an, die Masernimpfung für wichtig zu halten. Dieser Wert steigerte sich bis 2014 auf 77% (Deutsches Ärzteblatt, 2015a).

3.4.2. Österreichweit

In Österreich fand die Impfkampagne "Masern sind kein Kinderspiel" statt.

DerStandard (2014) beschreibt die Kampagne in einem Artikel oberflächlich mit den Worten: *"Mit Sätzen wie "Wir ziehen gerade bei dir ein" oder "Eure Kinder haben wir am liebsten" will die Kampagne auf die Problematik machen (...) Zum Einsatz kommen Anzeigen, Plakate, City-Lights, Infoscreens und Folder, Projektion des Leopold Museums, die Landingpage keinemasern.at, Display-Ads und Fixplatzierungen sowie Promotionen in den Bundesländern.".*

Eine weitere Quelle geht auf die Promotionen in den Bundesländern anhand des Landes Salzburg genauer ein. Die Impfkampagne im Land Salzburg erfolgte im großen Maße in Kooperation mit öffentlichen Institutionen und Unternehmen. In allen Apotheken Salzburgs wurde mithilfe von Luftballons, Plakaten, Informationsfoldern und Buttons auf die Aktion aufmerksam gemacht. Das Apothekenpersonal wurde in die Aktion eingebunden und wies im Kundengespräch nochmals auf die Aktion hin. Weiters wurde die Kampagne in öffentlichen Verkehrsmitteln beworben. Dabei kamen frei entnehmbare Swingcards in Bussen der Stadt Salzburg sowie Plakate in den Regionalzügen der ÖBB zum Einsatz. Zur Senkung der Zugangsbarrieren wurden, in allen Apotheken einlösbare, Gratis-Masern-Impfgutscheine vom Land Salzburg am Eingang des Hauptbahnhofes Salzburg verteilt. Des Weiteren konnten Impfgutscheine über die Internetadresse http://avos.at/impfgutschein bezogen werden. Parallel machte die Landessanitätsdirektion Eltern und die örtliche Ärzteschaft bzw. öffentliche Gesundheitseinrichtungen mit Elternbriefe und Informationsschreiben auf die Impfkampagne aufmerksam. Die Schreiben enthielten Informationen zur Kampagne und der Wichtigkeit der MMR-Impfung (AVOS, o.J.).

Als Resümee schreibt die Wiener Zeitung, dass aufgrund weiterer Masernausbrüche, Impfgegner mit der Aktion "Masern sind kein Kinderspiel" nicht erreicht werden konnten (Wiener Zeitung, 2015).

3.4.3. Regional

Impfkampagnen wurden auch regional begrenzt durchgeführt.

Der Landkreis Bad Tölz-Wolfratshausen in Deutschland warb in allen sechsten Schulklassen des Kreises für die MMR-Impfung (Spiegel Online, 2013d). Auch der deutsche Landkreis Rosenheim führte eine Impfaktion in den fünften und sechsten

Klassen des Kreises durch. Infolge der Impfkampagne konnte im Landkreis Rosenheim jedoch nur ein Kind gegen Masern geimpft werden. Als Grund wurden die starken Einflüsse von Impfgegnern angegeben (Spiegel Online, 2013d).

In Kappeln, Deutschland, kam es 2012 zu einer freiwilligen Impfkampagne in Form einer Impfwoche durch einen Zusammenschluss von 29 regionalen Ärzten. Der Ärzteverein Kappeln und Umland kontrollierte Impfpässe und sprach Patienten auf Impfungen an (Schleswig-Holsteinischer Zeitungsverlag, 2012).

Das Bayrische Staatsministerium für Umwelt und Gesundheit stellte 2012 einen interaktiven Impfkalender im Internet als Hilfestellung zur Ermittlung des individuellen Impfbedarfes bereit (Bayrisches Staatsministerium für Umwelt und Gesundheit, 2012).

3.5. Diskutierte Ideen zur Erhöhung der Impfraten

Alle Medienberichte werden im nachfolgenden Abschnitt hinsichtlich diskutierter Ideen und Maßnahmen zur Erhöhung der MMR-Impfquoten untersucht.

3.5.1. Impfpflicht

Eine Impfpflicht, also staatlich erzwungene Impfungen, gehört zu den am meist diskutierten Maßnahmen.

Mit Impfpflichten konnte in der Vergangenheit sehr gute Ergebnisse erzielt werden. So gelten die USA dank Impfpflicht, bis auf teilweise Wiedereinschleppung des Erregers aus dem Ausland, als masernfrei (Bild Zeitung, 2015; Süddeutsche Zeitung, 2015a). Die Masernimpflicht der ehemaligen DDR sind auch heute noch Grund, warum die Impfquoten in Ost-Berlin jene aus West-Berlin übertreffen (Zeit Online, 2011). Nicht zuletzt konnten die Pocken infolge des Reichsimpfgesetztes von 1875 vollständig eliminiert werden (Legal Tribunal Online, 2013).

Trotz der guten Ergebnisse gibt es Argumente die gegen eine mögliche Impfpflicht sprechen. Jeder medizinische Eingriff, also auch jede Impfung, stellt ohne Einverständniserklärung des Betroffenen eine Verletzung der körperlichen Unversehrtheit dar (Stern, 2013; Die Welt, 2015). Darüber hinaus wird durch eine Impfpflicht das Selbstbestimmungsrecht von Eltern zur Erziehung der Kinder verletzt

(Handelsblatt, 2015a). Weiter kann befürchtet werden, dass ein Impfzwang weiteres Misstrauen in der Bevölkerung hervorruft und Impfgegnern zusätzliche Bestätigung in ihren Ansichten verleiht (Zeit Online, 2009; Spiegel Online, 2013c). Bereits zu Zeiten der Pockenpflichtimpfung ließen sich viele Patienten eine Ausnahme-bestätigung von ihrem Arzt attestieren (Spiegel Online, 2013c).

Rechtlich gesehen ist die Einführung einer Impfpflicht mit diversen Schwierigkeiten versehen. Im deutschen Recht ist das Bundesministerium für Gesundheit nach dem Infektionsschutzgesetz, bei Vorliegen einer konkreten Bedrohungslage, dazu ermächtigt, Teilen der Bevölkerung eine Schutzimpfung zu verordnen. Dennoch wird ein Eingriff in das Recht auf Selbstbestimmung und das Recht auf körperliche Unversehrtheit als sehr stark empfunden, weswegen es einer demokratischen Legitimation durch Parlamentsbeschluss bedarf (Legal Tribunal Online, 2013). Die Sachlage ist bei Kindern nochmals komplizierter, denn hier geraten die Rechte der Erziehungsberechtigten mit der Gesetzgebung in Konflikt. Erziehungsberechtigten gewährt die deutsche Rechtsprechung ein Abwehrrecht gegenüber Eingriffen in die Kindererziehung vonseiten des Staates. Dem Staat kommt eine Ausfallbürgschaft über das Kind zu, falls das Wohl des Kindes durch die Eltern nachhaltig gefährdet wird. Dies könnte bei einer Weigerung von impfkritischen Eltern der Impfpflicht nachzukommen der Fall sein. Denn 1959 entschied das Bundesverwaltungsgericht im Zuge der Pockenimpflicht, dass eine Impfpflicht mit dem Recht auf Impfung gleichzusetzen ist (Legal Tribunal Online, 2013).

3.5.2. Kita-Aufnahme und Einschulung nur mit Impfschutz

Die Aufnahme in Kitas und Schulen nur unter der Bedingung des Vorhandenseins eines Nachweises über einen aktiven Impfschutz wird auch als "kleine Impfpflicht" bezeichnet (Wiener Zeitung, 2015).

Bei der Diskussion rund um die "kleine Impfpflicht" ist eine Entwicklung erkennbar. Die erste Erwähnung fand in einem Artikel aus dem Jahr 2013 statt. Kitas forderten die Vorlegung eines Impfnachweises und ermutigten zu einer Nachholimpfung im Falle einer Impflücke. Trotz fehlendem Impfschutz wurde aber kein Kind von der Aufnahme ausgeschlossen. Man möchte Kinder nicht für die Entscheidung ihrer Eltern bestrafen lautete das Gegenargument zur Maßnahme (Spiegel Online, 2013c). Im Jahr 2014 forderte der deutsche Verband der Kinder- und Jugendärzte eine Kita-Aufnahme bzw. Einschulung nur mit ausreichendem Impfschutz (Spiegel Online, 2014b). Schließlich wurde in Deutschland im Jahr 2015 ein Beschluss zur

Gesetzesänderung getroffen. Demnach kann das Gesundheitsministerium Eltern bei mangelndem Impfschutznachweis bei Kita-Aufnahme zu einem Aufklärungsgespräch laden. Außerdem reiche der mangelnde Impfnachweis, um Kinder im Falle eines Masernausbruchs für die Dauer von bis zu zwei Wochen vom Kita-Aufenthalt auszuschließen (Süddeutsche Zeitung, 2015b).

Eine "kleine Impfpflicht" für Schulanfänger wird im Ausland bereits praktiziert. So müssen in den masernfreien USA alle Schulanfänger zur Einschulung einen Masernimpfschutz vorweisen (Stern, 2013). Auch in Australien wird eine Schutzimpfung bei Einschulung verlangt, sollte der zuständige Kinderarzt keine Ausnahmegenehmigung ausstellen (Spiegel Online, 2013c).

3.5.3. Kostenlose Impfungen

Finanzielle Zugangsbarrieren stellen einen Grund für Impfmüdigkeit dar. Staatlich finanzierte Impfungen sind eine Maßnahme, um diese Zugangsbarriere aufzuheben.

Erfahrungen aus Influenzaimpfungen zeigen, dass die Kosten einer Impfung mit den entsprechenden Impfquoten korrelieren. Je höher der Anteil des Staatszuschusses an den Kosten desto höher liegen die Impfraten (derStandard, 2012b). Besonders Flüchtlinge können von den Kosten einer Impfung abgeschreckt werden. Daher wird eine vollkommene, kostenlose Grundimmunisierung der Asylsuchenden zur Erhöhung der Impfraten vorgeschlagen (Spiegel Online, 2014b). Darüber hinaus weisen kostenlose Impfungen einen hohen Kosten-Nutzen-Faktor aus (derStandard, 2012b). Dies gilt besonders für, durch extreme Ansteckbarkeit, sehr kostspielige Krankheiten wie Masern (WHO Regionalbüro Europa, 2011b).

3.5.4. Kopplung von Sozialleistungen an den Impfstatus

Eine weitere Maßnahme, um Impfquoten zu erhöhen, stellen Anreizsysteme finanzieller Natur dar.

In Schwellenländern wie Brasilien, Mexiko und der Türkei werden sogenannte "conditional cash transfers" ausgezahlt. Diese an Bedingungen geknüpften Sozialleistungen, wie z.B. Schulgeld, werden nur beim Nachweis eines ausreichenden Impfschutzes gewährt (derStandard, 2012b). In Australien hat das Nicht-Impfen des Nachwuchses eine Reduzierung von Steuervergünstigungen und Kita-Beihilfen zur Folge (Handelsblatt, 2015c). Diese Art von Anreizsystemen soll auch in Deutschland eingeführt werden. Nach einem Beschluss der regierenden Koalition soll der Status des Impfschutzes zukünftig Auswirkungen auf die Bonus-Programme von Krankenkassen haben. Im Falle eines mangelhaften Impfschutzes sollen sich die Höhen der gewährten Boni verringern (Süddeutsche Zeitung, 2015b).

3.5.5. Sonstige

Den Medienberichten können noch weitere Maßnahmen entnommen werden.

Eine Maßnahme, um möglichst vielen Menschen einen bequemen Zugang zu Impfungen zu ermöglichen, sind mobile Impfstationen. Mobile Impfstationen in Betrieben, Einkaufszentren und vor Sportstadien haben sich in mehreren Ländern als erfolgreich erwiesen (WHO Regionalbüro Europa, 2011a; derStandard, 2012b; WHO Regionalbüro Europa, 2013).

Die Einbindung populärer Fürsprecher wird in einer Quelle als innovativer Ansatz angeführt. Mithilfe der entschiedenen Fürsprache Hillary Clintons konnte die WHO Gesamtregion Amerika von Masern befreit werden (WHO Regionalbüro Europa, 2013).

An der Europäischen Impfwoche 2011, ein jährlich stattfindendes Event zur Promotion von Impfungen, beteiligten sich insgesamt 52 Staaten mit Impfkampagnen. In den meisten Impfkampagnen kamen traditionelle Methoden wie Plakatierungen und Informationsbroschüren zum Einsatz. Dennoch gab es auch innovative Ansätze. Das Land Luxemburg stellte im Rahmen des Events einen Online-Test zur Impfstatusbestimmung vor. Deutschland führte einen Schülerwettbewerb um die beste Impfwerbung durch und die Länder Irland und Schweiz entwickelten die gemeinsame Smartphone App „AppzumArzt" (WHO Regionalbüro, 2011a).

In der Vergangenheit konnte Finnland mit seinem Impfprogramm gegen Masern, Mumps und Röteln große Erfolge erzielen. 1982 startete Finnland eine großflächige Kinderimpfaktion. Um den Zugang zu Impfungen möglichst einfach zu gestalten, wurden bis zu 1.000 Kindergesundheitszentren eingerichtet. Zusätzlich wurden rund 2.500 geschulte und mit Informationsmaterial ausgestattete Krankenschwestern eingesetzt, um Eltern von der MMR-Impfung zu überzeugen. Anschließend wurde das Programm auf weitere Bevölkerungsteile ausgeweitet. Das Land gilt seit 1996 als masern- und seit 1997 auch als mumps- und rötelnfrei (Süddeutsche Zeitung, 2015a).

3.6. Fazit

Mithilfe der Medienanalyse konnte ein in weiten Teilen detailliertes Bild der deutschen und österreichischen Impflandschaft gezeichnet werden. Die Untersuchung der Quellen konnte die wesentlichen Akteure, Gründe für Impfmüdigkeit, durchgeführte Kampagnen und mögliche weitere Maßnahmen identifizieren. Besonders in den Bereichen Akteure und Risikogruppen sowie den Gründen für die Impfmüdigkeit ist die Berichterstattung umfangreich. Hinsichtlich möglicher Ideen und Maßnahmen zur Erhöhung der Impfquoten dominieren vor allem die Impfpflicht und die „kleine Impfpflicht" für Schulanfänger und bei Kita-Aufnahme die Diskussion. Bis auf die Idee der flächendeckend kostenfreien Impfungen und dem Vorschlag, Sozialleistungen an den Impfstatus zu koppeln, werden weitere mögliche Ansätze nur vereinzelt in Medien aufgeführt. Eine solche Berichterstattung könnte den Eindruck einer Alternativenlosigkeit gegenüber dem Impfzwang in der breiten Öffentlichkeit erwecken.

Eine Entwicklung der Berichterstattung von 2009 bis 2015 fand nur in sehr geringem Maße statt. Einzig an der Diskussion rund um die „kleine Impfpflicht" und dem prozentualem Anteil der Impfgegner an der Gesamtbevölkerung im zeitlichen Verlauf sind Veränderungen erkennbar. Des Weiteren nahm in Quellen ab dem Jahr 2015 das Thema Flüchtlinge eine bedeutendere Stellung ein. Dies hat zur Konsequenz, dass ältere Medienberichte aus den Jahren 2009 bis 2014 auch im Jahr 2015 Aktualität vermitteln.

Limitiert werden diese Erkenntnisse durch die Beschränkung der Betrachtung auf 40 Quellen und der Auswahl selbiger.

4. Kommunikationsstrategien und Maßnahmen aus der Fachliteratur

4.1. Strategien gerichtet an Patienten

Der Fachliteratur können mehrere Maßnahmen zur möglichen Erhöhung der MMR-Impfquoten entnommen werden. Den Einstieg der Arbeit in die Untersuchung der Fachliteratur sollen an Patienten bzw. an die Allgemeinbevölkerung gerichtete Ansätze markieren.

4.1.1. Allgemeine Hinweise

Die Fachliteratur benennt wichtige Punkte hinsichtlich Gestaltung und Inhalt von Impfkampagnen. Botschaften an die Zielgruppe Allgemeinbevölkerung sollten möglichst kurz und einfach gehalten werden (ECDC, 2010). Dabei wird eine Unterstützung durch faktenbasierte Tabellen, Statistiken und Graphen empfohlen (NHS, 2009; ECDC, 2010). Tabellen, Statistiken und Graphen sollten nicht zu technisch und komplex ausfallen. Hinsichtlich der verwendeten Sprache sollten technische Ausdrücke aus der Medizin weitestgehend vermieden werden. Diese Empfehlungen sollen Nachrichten möglichst leicht verständlich halten und dafür sorgen, dass sich möglichst viele Empfänger an diese erinnern (ECDC, 2010). Um die Aufmerksamkeit auf die Nachricht zu erhöhen, bedarf es inhaltlich einer persönlichen Relevanz für den Leser. Eine persönliche Relevanz kann beim Empfänger durch emotionale Verbindungen, beispielsweise Schutzwirkung der Impfung für das Kind, hergestellt werden (ECDC, 2010). Das Layout aller Materialien sollte so gewählt werden, dass eine sofortige Zugehörigkeit zu einer gemeinsam laufenden Impfkampagne erkennbar ist. Dazu empfiehlt sich ein einheitliches Farbschema sowie ein gemeinsames Logo (ECDC, 2010).

Einer der Hauptgründe für Impfmüdigkeit sind durch Nebenwirkungen hervorgerufene Impfschäden. Bei der Herstellung von Kommunikationsmaterial sollte bedacht werden, dass Eltern den Risiken einer Impfung verhältnismäßig viel Aufmerksamkeit schenken (Gardner et al., 2008). Eine Missachtung der Kommunikation von Nebenwirkungen kann zu Vertrauensverlust führen (ECDC, 2010). Mögliche wahrgenommene Impfschäden, wie z.B. Autismus, sollten stets mit wissenschaftlichen Fakten widerlegt werden (NHS, 2009). Als schwierig umzusetzen könnten sich die Ergebnisse einer Studie zu Entscheidungshilfen erweisen. Gardner et al. fanden heraus, dass einige Personen eine Entscheidungshilfe mit ausbalanciertem Verhältnis von Pro-und Kontra Argumenten zur MMR-Impfung wünschen. Von einem rein wissenschaftlichen Standpunkt gesehen überwiegen die Pro-Argumente für eine MMR-Impfung deutlich. Somit könnten sich Entscheidungshilfen für einige Personen als ineffizient erweisen (Gardner et al., 2008).

Die Fachliteratur gibt unterschiedliche Empfehlungen hinsichtlich der Kenntlichmachung von Materialien als staatlich geförderte Impfprogramme. Zwei Quellen beschreiben nationale Gesundheitsbehörden als Autoritäten des Vertrauens und sprechen eine starke Empfehlung für das Aufbringen von staatlichen Logos etc.

aus (NHS, 2009; ECDC, 2010). Eltern beklagten in einer englischen Studie die einseitige Pro-MMR Argumentation von Regierungsbehörden mit dem Hintergrund eventuell nicht-gesundheitsrelevanter Interessen. Daher empfiehlt die Studie Impfkampagnen von Regierungsquellen getrennt zu präsentieren (Gardner et al., 2008). Das ECDC weist daraufhin, dass eine Assoziierung der Kampagne mit finanziellen Interessen kontraproduktive Wirkung hat. Aus diesem Grund sollte eine Unabhängigkeit des staatlichen Impfprogramms von jeglichen Industrieinteressen kommuniziert werden (ECDC, 2010).

Die Evaluation reiner Informationsmaßnahmen auf ihre Effektivität gestaltet sich schwierig. Ward et al. fanden in ihren Untersuchungen zur Effektivität bisheriger Impfkampagnen, Informationsmaßnahmen ausschließlich mit weiteren Maßnahmen kombiniert. Eine Einzelbetrachtung dieser Maßnahmen ohne Verfälschung der Ergebnisse ist daher nur sehr eingeschränkt möglich. Trotz der Schwierigkeit der Erfolgsmessung deuten die Befunde auf eine Effektivität von Massenmedien-kampagnen hin (Ward et al., 2012). Gesagt werden kann, dass niedergeschriebene Informationen gerne angenommen werden. Mit geschriebenen Informationen hat der Empfänger die Möglichkeit zu einem späteren Zeitpunkt sich erneut mit dem Thema zu beschäftigen. Empfohlen wird daher jede Impfaktion mit geschriebenen Informationen zu unterstützen (Gardner et al., 2008).

4.1.2. Routinekontrollen

Impfstatuschecks bei Routinekontrollen mit anschließender Aufforderung zur Impfung konnten als eine effektive Maßnahme identifiziert werden (Ward et al., 2012; Gesundheit Österreich GmbH, 2013). Vor allem der Schuleingangsuntersuchung kommt eine besondere Rolle zu. Alle in dieser Arbeit untersuchten nationalen Impfstrategien zur Eliminierung der Masern sehen eine Impfpasskontrolle bei dieser Untersuchung vor. Vorteile sind die leichte Erreichbarkeit und Datenerfassung eines gesamten Jahrgangs. Nach Erkennung eventueller Impflücken werden die Eltern der entsprechenden Kinder zu einer Nachholimpfung beim Kinderarzt, oder wie in England zur Zustimmung einer Impfung durch den schulärztlichen Dienst, aufgefordert (NHS, 2009; BMG, 2013; PHE, 2013). Anschließend bietet der Wechsel von Grund- zur weiterführenden Schule eine erneute Gelegenheit (PHE, 2013). Unterstützt werden Routinekontrollen bei Schuleingangsuntersuchungen durch mit impfrelevanten Informationen gefüllten Informationsblättern und Elternbriefen (BMG, 2013; PHE, 2013). Das BMG geht in seinen Elternbriefen noch einen Schritt weiter.

Die Elternbriefe bitten mit einer Unterschrift der Erziehungsberechtigten um die Kenntnisnahme eines möglichen Ausschlusses ungeimpfter Kinder aus Kinderbetreuungseinrichtung/Schule im Falle eines Masernausbruchs (BMG, 2013). Die Wirksamkeit eines solchen Vorgehens konnte an einer Schule in Essen, Deutschland, mit einer signifikanten Erhöhung von 16% der zweiten MMR-Dosis in der Jahrgangsstufe 7 bestätigt werden (Roggendorf, et al., 2011). Einzig Kinder isolierter Migrantenfamilien aus sog. "sozialen Brennpunkten" scheinen mit einem solchen Vorgehen nicht erreichbar zu sein (RKI, 2012).

4.1.3. Erinnerungs- und Rückrufsysteme

Erinnerungs- und Rückrufnachrichten sind an den Patienten gerichtete Nachrichten mit Erinnerung an baldige oder mit Aufforderung zur Nachholung verpasster Impfungen (CDC, o.J.; Stockwell & Fiks, 2013). Zur Implementierung von Erinnerungs- und Rückrufsystemen stehen eine Reihe verschiedener Ansätze zur Verfügung, welche sich in Art der Personalisierung, Kommunikationsweise und Automatisierung unterscheiden (CDC, o.J.).

Sprachliche Erinnerungsnachrichten können mittels computergenerierter Stimmen per Telefon übermittelt werden (CDC, o.J.; Stockwell & Fiks, 2013). Für textbasierte Nachrichten kann zwischen Postkarten, Briefe, SMS und E-Mail gewählt werden. SMS haben gegenüber Briefen und Postkarten einen Kostenvorteil. Darüber hinaus erreichen sie durch eine eindeutige Handynummer immer den richtigen Empfänger. Gerade in jüngeren Bevölkerungsschichten, welche eine der Hauptzielgruppen für Masernimpfkampagnen darstellen, wechseln Handynummern seltener als Wohnadressen (Stockwell & Fiks, 2013). E-Mails vereinen in sich dieselben Vorteile wie SMS. Darüber hinaus besteht für Nachrichten via E-Mail keine Limitierung auf 160 Zeichen, sie sind zumeist kostenlos zu versenden, und es besteht die Möglichkeit, Verlinkungen auf weiterführende Internetadressen in den Text einzufügen (Stockwell & Fiks, 2013).

Erinnerungs-und Rückrufsysteme gehören zu den am besten auf Wirksamkeit untersuchten Maßnahmen zur Erhöhung von Impfquoten. Verschiedene Studien konnten signifikant erhöhte Impfquoten und Arztbesuche nach Einführung von Erinnerungsnachrichten feststellen (CDC, o.J.; Ward, et al., 2012; Gesundheit Österreich GmbH, 2013). Ein Unterschied in der Effektivität der verschiedenen Ansätze konnte dabei nicht festgestellt werden (CDC, o.J.; Ward et al., 2012). Jedoch sind Erinnerungs- und Rückrufsysteme im Vergleich zu

Informationsmaterialien wesentlich effektiver (Ward et al., 2012).

Die Einführung von Erinnerungs- und Rückrufsystemen bedarf der elektronischen Erfassung personenbezogener Daten (Gesundheit Österreich, 2013; BMG, 2013). In Österreich führten im Jahr 2013 nur 6 Bundesländer eine elektronische Impfdatenerfassung durch (BMG, 2013).

4.1.4. Webseiten und Social Media

Das Internet ist ein wichtiges Kommunikationsmedium. Gerade für gesundheitliche Recherchen ist das Internet oft ein erster Anlaufpunkt (NHS, 2009). Annähernd 45% der europäischen Erwachsenen nutzt das Internet für die Recherche bei gesundheitlichen Fragestellungen. Ein Drittel dieser Teilbevölkerung bezieht ihre Informationen aus Social Media Quellen (ECDC, 2010). Ungeprüfte und falsche Aussagen können große Auswirkungen haben. Nur jeder Dritte bespricht die Informationen aus dem Internet mit seinem Arzt (ECDC, 2010).

Maßnahmen zur Ausnutzung des Internetpotenzials sind sog. "Landing pages" bzw. Entscheidungshilfe-Websiten. Landing pages helfen dem Nutzer, sich bei der ersten Suche nach Informationen über das Thema Masern und MMR-Impfung zu orientieren und verweisen auf Internetadressen mit weiterführenden Informationen (NHS, 2009). Eine Website zur Entscheidungshilfe stellt die mit einer Impfung verbundenen Vorteile und Risiken gegenüber und ermöglicht dem Leser, sich eine eigene Meinung zu bilden. Durch den Aufbau der Website wird der Leser zu der Schlussfolgerung geleitet, dass eine Impfung die beste Option ist (Gardner et al., 2008). Wichtig für den Erfolg ist die optimale Auffindbarkeit der Website durch bekannte Suchmaschinen. Die Websiteanalyse einer englischen MMR-Landing page ergab eine 96%-igen Zugriff der Nutzer über die Google Suchmaschine (NHS, 2009). Aus diesem Grund sollte eine Search Engine Optimisation durchgeführt werden, um die entsprechende Website bei Sucheingaben wie "Masern" oder "MMR" an der Spitze der Suchresultate zu listen (ECDC, 2010). Eine Missachtung kann, wie im Falle der englischen Website, die Effektivität der Maßnahme drastisch senken (NHS, 2009)

Mittels Social Media können weitere Personen über das Internet erreicht werden. Der wesentliche Unterschied zwischen Social Media und statischen Websites ist die Interaktivität zwischen den Nutzern. Social Media Plattformen ermöglichen den Nutzern, gleichzeitig Empfänger und Sender von Inhalten zu sein (ECDC, 2010;

Stockwell & Fiks, 2013). Ein Beispiel für die Nutzung von Social Media Plattformen für die Promotion von MMR-Impfungen ist die mit regelmäßigen Updates versehene Facebook-Seite www.facebook.com/getvaccinatedEngland des PHE. Auch über die Plattform Twitter verbreitete der PHE Kurznachrichten mit dem gemeinsamen Hashtag #gettheMMR (PHE, 2013). Bedacht werden sollte beim Einsatz von Social Media, dass aufgrund der interaktiven Art, der weitere Verlauf der ursprünglichen Information nach Start nur äußerst schwierig bis gar nicht zu kontrollieren ist und teilweise gar negative Resultate erzielt werden können (ECDC, 2010). So werden negative Äußerungen über Impfungen im Web 2.0 stärker wahrgenommen als positive (Stockwell & Fiks, 2008). Dennoch stellt das Internet mitsamt seinen Social Media Plattformen eine kostengünstige Möglichkeit zur Erreichung eines weiten Publikums dar (ECDC, 2010).

4.1.5. Hausbesuche und Vertrauenspersonen

Eine weitere Maßnahme sind Hausbesuche von Ärzten oder Sozialarbeitern zur Aufklärung und örtlichen Impfung der Zielgruppe. Die Mehrheit der von Ward et al. und der Gesundheit Österreich GmbH untersuchten Studien zeigen, dass Hausbesuche eine effektive Maßnahmen zur Erhöhung von Impfquoten sind (Ward et al., 2012; Gesundheit Österreich GmbH, 2013). Besonders für nur schwer zu erreichende Gruppen stellen Hausbesuche ein geeignetes Mittel dar (Ward et al., 2012). Des Weiteren kann das Konzept der Hausbesuche um das der Vertrauenspersonen erweitert werden. Vertrauenspersonen sind sehr gut integrierte Migranten mit einem Zugang sowohl zur Herkunfts- wie auch zur Aufnahmekultur und können somit eine Vermittlungsrolle einnehmen (RKI, 2012).

Die Effektivität von Hausbesuchen mit Vertrauenspersonen kann an dem Beispiel einer Aktion des Gesundheitsamtes der Stadt Stade aufgezeigt werden. Die Aktion zur Erhöhung der MMR-Impfquoten fand in einem "sozialen Brennpunkt", also einem Stadtteil mit hohem Migrantenanteil, statt. Wie schon durch die Medienanalyse herausgefunden, waren auch in diesem Stadtviertel die mangelhaften Sprachkenntnisse der Anwohner eine der größten Zugangsbarrieren. 67% der hier lebenden Personen mit ausländischer Staatsbürgerschaft gaben an, mangelhafte Deutschkenntnisse zu besitzen. Eltern wurden in einer ersten Intervention im Jahr 1999 mithilfe von Dolmetschern über die Notwendigkeit einer MMR-Impfung informiert. Diese Intervention zeigt kaum einen Effekt, denn bei den Schuleingangsuntersuchungen 2000 bis 2002 lag die MMR-Impfquote der entsprechenden Kinder jeweils 15-20% unter dem des Landkreisdurchschnittes. In einer zweiten Intervention ab dem Jahr 2002 kamen Hausbesuche mit Vertrauenspersonen zum Einsatz. Infolge dieser Aktion konnten die Impfraten des Problemviertels auf Landkreisdurchschnittsniveau gebracht werden. Auch nach Absetzen der Maßnahme im Jahr 2005 stiegen die Impfraten kontinuierlich weiter. Bei der Schuleingangsuntersuchung 2011 konnten 91% der Kinder einen zweifachen MMR-Impfschutz vorweisen (RKI, 2012).

Vertrauenspersonen einer etwas anderen Art sind auch für einheimische Bürger wichtige Informationsquellen mit großem Einfluss. Besonders erstmalige Mütter vertrauen den Erfahrungen von Familie und anderen Eltern. Die Erfahrungen anderer Eltern werden, im Gegensatz zu Informationen von Ärzten und Regierungsbehörden, als von jeglichen anderen Interessen unvorbelastet angesehen (Gardner et al., 2008; NHS, 2009).

4.1.6. Organisation und verbesserter Zugang

Bereits in der Medienanalyse konnten diverse Zugangsbarrieren als Grund für niedrige Impfquoten erkannt werden. Diese Zugangsbeschränkungen können finanzieller, kultureller, physischer oder bürokratischer Natur sein und treffen verschiedene Bevölkerungsteile unterschiedlich stark. Um eine höchstmögliche Wirkung von Impfkampagnen zu erzielen, empfiehlt es sich daher, den Zugang zu entsprechenden Impfungen zu vereinfachen.

Der mit einer Impfung verbundene finanzielle Aufwand kann Personen, welche keine Rückerstattung der Kosten durch ihre Krankenkasse erfahren, von einer Impfung abhalten (ECDC, 2010). In Österreich ist die MMR-Impfung für alle Personen bis zum 45. Lebensjahr kostenfrei (BMG, 2013). Deutsche Krankenkassen erstatten allen nach 1970 geborenen Personen die Kosten einer MMR-Impfung (AOK, 2015). Aufgrund dieser Altersbeschränkungen könnten Personen früherer Jahrgänge durch eine finanzielle Zugangsbarriere von einer Masernschutzimpfung abgehalten werden. Die Effektivität von Kostenreduzierungen zur Erhöhung von Impfquoten ist hinreichend bekannt (Ward et al., 2012; Gesundheit Österreich GmbH, 2013). Jedoch bedarf es eines mit weiteren Maßnahmen kombinierten Unterfangens um das volle Potenzial auszuschöpfen. Sollten die wahrgenommene Risiken einer Impfung hoch erscheinen, fallen die Resultate durch Kostenreduzierungen minimal aus (Ward et al., 2012).

Der Zugang zu Schutzimpfungen sollte so einfach und bequem wie möglich gestaltet werden. Aus einer Elternbefragung der Gesundheitsbehörde Alberta in Kanada ging hervor, dass Eltern aufgrund täglicher Verpflichtungen unter Zeit- und Energiemangel leiden. Weiterhin wird der Anfahrtsweg zu Immunisierungsklinken und Arztpraxen als zu weit bewertet (AHWC, o.J.). Zur Reduzierung dieser Zugangsbarriere könnten Klinik-Öffnungszeiten verlängert und die Kooperation mit anderen öffentlichen Dienstleistern ausgebaut werden (AHWC, o.J.). So plant das BMG Österreich, Fachärzten gesetzlich die Verabreichung von MMR-Impfungen zu ermöglichen. Beispielsweise könnten in Zukunft Eltern bei Kinderärzten eine Nachholimpfung erhalten (BMG, 2013). Auch der Einsatz von mobilen Impfstationen könnte den Zugang zu Impfungen vereinfachen. In den Londoner Stadtteilen City und Hackney wurde eine mobile Impfstation versuchsweise getestet. Der Zugang konnte durch das Abfahren von Gemeinschafts- und Schulorten zwar erleichtert werden, jedoch empfanden Eltern eine mobile Impfstation als nicht vertrauenswürdig (Gardner et al., 2008). Nach Auswertung mehrerer Studien konnte von Ward et al. eine positive Wirksamkeit auf die Höhe der Impfquoten durch einfachere Zugangsmöglichkeiten festgestellt werden (Ward et al., 2012).

4.2. Strategien gerichtet an das Gesundheitspersonal

Privat niedergelassenen Ärzten kommt eine immer wichtigere Rolle zur Erreichung einer großflächigen Impfabdeckung der Bevölkerung zu. In den USA werden bereits 80% der Kinder von privat niedergelassenen Ärzten geimpft (CDC, o.J.). Daher sollten diese Ärzte in Strategien zur erfolgreichen Erhöhung von Masernschutzimpfungen eingebunden werden.

4.2.1. Informationsmaterial und Aufklärung

Neben der Behandlung von medizinischen Problemen fällt auch die Aufklärung und Beratung von Patienten in den Aufgabenbereich von Ärzten. Hinsichtlich des Nutzens und Risikos der MMR-Impfung müssen Ärzte auf die Fragen ihrer Patienten eingehen. Dabei vertrauen die meisten Patienten der Empfehlung ihres Arztes. Eltern lassen auf Empfehlung des Arztes ihr Kind impfen und auch zu anfangs der Impfung abgeneigte Erwachsene ändern ihre Meinung nach einem Gespräch mit ihrem Arzt (CDC, o.J.). Die Wirkung der Empfehlung variiert mit der sozial-wirtschaftlichen Lage des Patienten. Patienten aus höheren Einkommens- und

Bildungsschichten hinterfragen die Aussagen ihres Arztes öfters und stehen der Empfehlung für eine Impfung oftmals misstrauisch gegenüber (NHS, 2009). Aussagekräftige Materialien helfen dem Arzt, dem Patienten eine Empfehlung für eine MMR-Impfung zu vermitteln. Obwohl oftmals ausreichende Materialien auf den Webseiten der nationalen Gesundheitsbehörden auffindbar sind, scheinen nicht alle Ärzte von diesem Angebot zu wissen (PHE, 2013). Des Weiteren kann es für Ärzte teilweise schwierig sein, den schnellen Veränderungen der aktuellen Impfempfehlungen folge zu leisten. So hat sich die jährliche Influenza-Impfung in relativ kurzer Zeit von einer Impfung für Risikogruppen zur Universalimpfung entwickelt (Stockwell & Fiks, 2013).

Ein möglicher Ansatz zur besseren Vorbereitung von Medizinern wäre der Ausbau des Angebots von Fortbildungen zur MMR-Impfung bzw. Eingliederung des Themas in bestehende Fortbildungsveranstaltungen (ECDC, 2010; BMG, 2013). Eine weitere Möglichkeit wäre die flächendeckende Ausstattung von niedergelassenen Ärzten mit gedruckten Informationsmaterialien. Gardner et al. fanden in ihren Untersuchungen heraus, dass Diskussionspakete mit ausführlichen Informationen zur MMR-Impfung sowohl von Ärzten als auch von Patienten begrüßt wurden. Geschriebene Informationen werden von Patienten als vertrauenswürdig eingestuft und sind bequem in der Freizeit nochmals lesbar. Demnach wird eine Verwendung und Ausgabe von Informationsmaterialien durch den Arzt stark empfohlen (Gardner et al., 2008).

4.2.2. Erinnerungen und technische Unterstützung

Ärzte stehen unter starkem Zeitdruck und haben oftmals nur wenige Minuten für einen Patienten Zeit. Daher kommt es vor, dass die häufigste Ursache für eine verpasste Möglichkeit zur Impfung nicht eine Impfkontraindikation sondern die schlichte Vergesslichkeit der Ärzte ist (CDC, o.J.; Stockwell & Fiks, 2013). Durch die Eliminierung dieser verpassten Möglichkeiten könnten die Impfquoten in manchen Fällen um bis zu 20% ansteigen (CDC, o.J.). Ähnlich den Erinnerungs- und Rückrufsystemen für Patienten stehen technische Unterstützungen auch für Ärzte zur Verfügung. Klinische Entscheidungsunterstützungen sind Computerprogramme, welche eine Alarmmeldung während des Patientengesprächs auf dem Computerbildschirm des Arztes ausgeben, falls der Patient eine Impflücke aufweisen sollte (CDC, o.J.; Stockwell & Fiks, 2013). Dabei erweisen sich direkte Handlungsempfehlungen auf dem Bildschirm gegenüber reinen Informationen als wirkungsvoller (Stockwell & Fiks, 2013). In der Fachliteratur besteht eine hohe Evidenz für die große Wirksamkeit von Erinnerungssystemen für Ärzte (Gesundheit Österreich GmbH, 2013). Im Durchschnitt kann die Impfquote für empfohlene Impfungen durch die Einführung von computerbasierten Erinnerungs- und Entscheidungsunterstützungen um 4% gesteigert werden (Shojania et al., 2010). Grundlage für die Einführung von computerbasierten Unterstützungsprogrammen ist auch hier die elektronische Aufnahme von personenbezogenen Impfdaten (Stockwell & Fiks, 2013).

4.2.3. Feedback

Ärzte haben nicht immer ein korrektes Bewusstsein über die Impfquoten in ihren Praxen. Oftmals überschätzen Ärzte die Impfquoten in ihren Praxen, obwohl bei vielen Patienten ein mangelhafter Impfschutz vorzufinden ist (CDC, o.J.). Wie bei jedem anderen Menschen können auch bei Ärzten ein Problembewusstsein sowie ein Wille zur Leistungssteigerung durch Vergleiche mit ihren Kollegen geschaffen werden. Ärztliches Feedback konnte in mehreren Studien als eine besonders effektive Maßnahme zur Erhöhung von Impfquoten bestätigt werden (Gesundheit Österreich GmbH, 2013).

Das amerikanische CDC entwickelte das AFIX-Programm zur Implementierung von Feedbacks in ihre Impfstrategie. AFIX steht für **A**ssessment, **F**eedback, **I**ncentives und E**X**change. Das Verfahren setzt fast vollständig auf elektronische Eingaben und Auswertung, was hohe Geschwindigkeit, Genauigkeit und Vergleichbarkeit zur Folge hat. Im ersten Schritt „Assessment" wird die Immunisierungsrate der Praxis festgestellt. Dabei assistiert das eigens für diesen Zweck geschaffene Computerprogramm CoCASA (Comprehensive Clinic Assessment Software Application) den CDC-Repräsentanten bei der Eingabe der Daten. Die Software erkennt zusätzlich zur Impfabdeckung der Praxis auch eventuelle Gründe für niedrige Impfquoten, wie z.B. verpasste Möglichkeiten bei Arztbesuchen. Die Auswertung der Daten erfolgt online mitsamt der Möglichkeit eines sofortigen Ausdruckens der Ergebnisse. Anschließend können im Schritt „Feedback" die Ergebnisse ohne Zeitverlust mit dem entsprechendem Arzt besprochen werden. Nachdem ein Problembewusstsein beim Arzt geschaffen wurde können Incentives, also Anreize, dem Arzt zur Steigerung seiner Leistung gegeben werden. Diese Anreize variieren sehr stark von Arzt zu Arzt. Der letzte Schritt „EXchange" sorgt für einen Vergleich der Ergebnisse mit den Durchschnittswerten der Ärzte in der

Nachbarschaft und des gesamten Bundesstaates. Er unterstützt die Wirkung von Anreizen. Benachbarte Ärzte können in weiterer Folge Informationen austauschen und über erfolgreiche Ansätze und weitere Ideen diskutieren (CDC, o.J.).

4.3. Fazit

Die Untersuchung der Fachliteratur offenbart eine große Vielzahl möglicher Ansätze zur Erhöhung der MMR-Impfquoten. Die Ansätze können dabei in an Patienten und an professionelles Gesundheitspersonal gerichtet unterschieden werden.

An Patienten gerichtete Maßnahmen gehen über die verstärkte Verwendung von Social Media Plattformen bis hin zu flächendeckenden Routinekontrollen bei Schuleingangsuntersuchungen. Als besonders effektiv gelten Erinnerungs- und Rückrufsysteme, mit denen Patienten über bald anstehende oder bereits verpasste Impfungen benachrichtigt werden. Schwer zu erreichende Bevölkerungsgruppen, wie Personen mit Migrationshintergrund, können sehr gut mit Hausbesuchen durch Vertrauenspersonen von einer Impfung überzeugt werden. Unterstützt werden können diese Maßnahmen durch vereinfachten Zugang und Herabsetzung des finanziellen Aufwandes für eine Dosis MMR. Bei der Erstellung von Informationsmaterialien sollte auf Einfachheit und Verständlichkeit geachtet werden. Des Weiteren sollte eine Distanz zu jeglichen Industrieinteressen mitkommuniziert und etwaige Impfrisiken mit wissenschaftlichen Fakten widerlegt werden.

An professionelle Mediziner gerichtete Strategien haben gegenüber an Patienten gerichtete Vorteile. Das medizinische Personal ist bereits mit der Materie vertraut und hat im Gegenzug einen großen Einfluss auf die Impfabdeckung der Gesamtbevölkerung. Des Weiteren werden Patienten nicht durch weitere Hürden oder Informationen in ihrem Alltag zusätzlich belastet. Wie die Fachliteratur zeigt sind sich auch Ärzte nicht immer des Problems niedriger Impfraten bewusst. Oftmals werden Impfungen in den kurzen Patientengesprächen sogar vergessen. Große Wirksamkeit in diesen Bereichen zeigen an Ärzte gerichtetes Feedback und computerbasierte Erinnerungs- und Entscheidungshilfen. Darüber hinaus kann Ärzten das Vermitteln einer Impfempfehlung durch Bereitstellung aussagekräftiger Informationsmaterialien vereinfacht werden.

Alle automatisierten bzw. computerbasierten Ansätze bedürfen einer elektronischen Erfassung personenbezogener Impfdaten. Eine elektronische Erfassung personenbezogener Impfdaten könnte sich in Deutschland und Österreich aufgrund geltender datenschutzrechtlicher Richtlinien als schwierig umsetzbar erweisen.

5. Conclusio

Die der Arbeit zugrunde liegende Forschungsfrage lautete: „Mit welchen Kommunikationsstrategien und Maßnahmen lassen sich die Impfquoten für die MMR-Impfung im deutschsprachigem Raum verbessern?".

Aus der Analyse von Onlineartikeln namhafter deutschsprachiger Tageszeitungen und relevanter Regierungsbehörden gehen vor allem eine allgemeine Impfpflicht und „eine kleine Impfpflicht" für öffentliche Einrichtungen als die am meist diskutierten Maßnahmen hervor. Die Fachliteratur ergänzt diese einseitigen, auf Zwang ausgerichteten Maßnahmen, durch eine Vielzahl weiterer sehr effektiver Möglichkeiten. Besonders auf Ärzte bezogene Strategien zeigen große Wirkung. Impfkampagnen in Deutschland und Österreich sollten neben der Allgemeinbevölkerung auch das professionelle Gesundheitspersonal in ihre Strategien miteinbeziehen.

Die Gründe für die aktuelle Impfmüdigkeit in beiden Ländern sind so vielfältig wie die daran beteiligten Akteure selbst. Quasi jede Personengruppen führt andere Gründe für die Entscheidung gegen eine Masernimpfung an. Diese reichen von Zugangsbarrieren, Sicherheitsbedenken über schlichte Unwissenheit bis hin zu vielen weiteren. Um all diese Personengruppen mit ihren unterschiedlichen Hemmgründen erreichen zu können, sollte eine großangelegte Impfstrategie mehrere auf die Bedürfnisse zugeschnittene Maßnahmen beinhalten. Ein solches Vorgehen würde allerdings erhebliche personelle und finanzielle Ressourcen benötigen. Hier wäre eine Impfpflicht bedeutend kostengünstiger und mit weniger Aufwand umsetzbar.

Fest steht jedoch, dass bisherige Impfkampagnen das Ziel die Masern in beiden Ländern auszurotten verfehlt haben. Immer wieder haben Masern, aufgrund mangelhafter Impfquoten, die Chance auszubrechen. Solange Masern weiterhin als keine ernstzunehmende Krankheit wahrgenommen werden, wird es in Deutschland und Österreich zu Infizierungen mit diesem gefährlichen, aber vermeidbaren, Erreger kommen.

6. Literaturverzeichnis

Berichte:

Alberta Health and Wellness Communications. (o.J.). *Alberta Immunization Strategy 2007 - 2017*. Retrieved September 03, 2015 from http://www.health.alberta.ca/documents/Immunization-Strategy-07.pdf

Bundesministerium für Gesundheit. (2013). *Nationaler Aktionsplan Masern- /Röteln-Elimination*. Retrieved September 03, 2015 from http://bmg.gv.at/cms/home/attachments/8/1/7/CH1472/CMS1366715694431/nap_masernr oeteln_langfassung_20130522.pdf

Centers for Disease Control and Prevention. (o.J.). *Immunization Strategies for Healthcare Practices and Providers*. Retrieved September 03, 2015 from http://www.cdc.gov/vaccines/Pubs/pinkbook/downloads/strat.pdf

European Centre for Disease Prevention and Control. (2010). *Conducting health communication activities on MMR vaccination: A guide*. Retrieved September 03, 2015 from http://ecdc.europa.eu/en/publications/Publications/1008_TED_conducting_health_communica tion_activities_on_MMR_vaccination.pdf

Gardner, B. et al. (2008). *How can MMR uptake be increased? A literature review and intervention feasibility study*. Retrieved September 03, 2015 from NHS London Health Programmes website: http://www.londonhp.nhs.uk/wp-content/uploads/2011/03/UCHL-How-can-MMR-uptake-be-increased-report.pdf

Gesundheit Österreich GmbH. (2013). *Quick Assessment: Maßnahmen zur Erhöhung der MMR-Durchimpfungsrate – Übersicht aus Literatur und Länderrecherchen*. Retrieved September 03, 2015 from http://www.goeg.at/cxdata/media/download/berichte/qa_mmr_durchimpfung.pdf

National Health Service. (2009). *Increasing the Uptake of MMR in London: Report of social marketing project*. Retrieved September 03, 2015 from http://www.londonhp.nhs.uk/wp-content/uploads/2011/03/MMR-Social-Marketing-Project-Report-Nov09.pdf

Public Health England. (2013). *MMR Action Plan 15 May 2013*. Retrieved September 03, 2015 from https://www.gov.uk/government/uploads/system/uploads/attachment_data/file/206243/PH E_MMR_Action_Plan_June_2013.pdf

World Health Organisation. (2012). *Global Measles and Rubella Strategic Plan 2012 - 2020*. Retrieved September 03, 2015 from http://www.unicef.org/immunization/files/Measles_Rubella_StrategicPlan_2012_2020.pdf

Journals:

Robert Koch Institut. (2015a). Überblick über die Epidemiologie der Masern in 2014 und aktuelle Situation 2015 in Deutschland.*Epidemiologisches Bulletin*, (10), 69-82.

Robert Koch Institut. (2015b). Aktuelle Statistik meldepflichtiger Infektionskrankheiten, Deutschland.*Epidemiologisches Bulletin*, (33), 324-326.

Robert Koch Institut. (2012). Verbesserung des MMR-Impfschutzes bei Migrantenkindern in einem sozialen Brennpunkt in Deutschland.*Epidemiologisches Bulletin*, (34), 343-345.

Roggendorf, H. et al. (2011). Erfolgreiche Strategie zur Verbesserung der Impfraten bei Jugendlichen. *Das Gesundheitswesen*, 73*(8-9)*, 499-503.

Shojania, K. G. et al. (2010). The effects of on-screen, point of care computer reminders on processes and outcomes of care. *J Adv Nurs*, 66(1), 16-21.

Stockwell, M., & Filks, A. (2013). Utilizing health information technology to improve vaccine communication and coverage. *Human Vaccines & Immunotherapeutics*, 9(8), 1802-1811.

Ward, K. et al. (2012). Strategies to improve vaccination uptake in Australia, a systematic review of types and effectiveness. *Australian and New Zealand Journal of Public Health*, 36(4), 369-377.

Webseiten:
AOK. (2015). Impfungen können leben retten. Retrieved August 31, 2015, from http://aok-bv.de/gesundheit/vorsorge/impfen/index.html

AVOS. (o.J.). Masern sind kein Kinderspiel. Retrieved August 10, 2015, from http://avos.at/inhalt/masern-sind-kein-kinderspiel

Bayrisches Staatsministerium für Umwelt und Verbraucherschutz. (2012). Huber: Impfen schützt vor ernsthaften Krankheiten - Bayerische Impfstrategie vorgestellt / 4 Säulen-Strategie für verbesserten Impfschutz. Retrieved August 10, 2015, from https://www.stmuv.bayern.de/aktuell/presse/detailansicht.htm?ID=BTB5ZwrxX0i4sxVWGJk0xA%3D%3D

Bild. (2015). Der Impf-Streit! Retrieved August 10, 2015, from http://www.bild.de/ratgeber/gesundheit/masern/historie-masern-entstehung-ausbreitung-39889262.bild.html

Bundeszentrale für gesundheitliche Aufklärung. (2012). Deutschland sucht den Impfpass. Retrieved August 10, 2015, from http://www.pressrelations.de/new/standard/result_main.cfm?aktion=jour_pm&r=509878

Bundesministerium für Gesundheit. (2015). Masern – Situation in Österreich. Retrieved August 19, 2015, from http://www.bmg.gv.at/home/Masern

DerStandard. (2009a). So wenig wie möglich, so viel wie nötig. Retrieved August 10, 2015, from http://derstandard.at/1240549879636/Impfen-So-wenig-wie-moeglich-so-viel-wie-noetig

DerStandard. (2009b). Neue und alte Seuchen: Wächst die Gefahr? Retrieved August 10, 2015, from http://derstandard.at/1252771401409/Kongress-Neue-und-alte-Seuchen-Waechst-die-Gefahr

DerStandard. (2012a). Impfmuffel gefährden nicht nur sich selbst. Retrieved August 10, 2015, from http://derstandard.at/1332323580919/Impftag-Impfmuffel-gefaehrden-nicht-nur-sich-selbst

DerStandard. (2012b). Riskante Impfmüdigkeit in Europa. Retrieved August 10, 2015, from http://derstandard.at/1348284938785/Riskante-Impfmuedigkeit-in-Europa

DerStandard. (2014). Masern sind kein Kindspiel - Werbung - derStandard.at › Etat. Retrieved August 10, 2015, from http://derstandard.at/1389857429960/Masern-sind-kein-Kindspiel

DerStandard. (2015). Impfskepsis: "Es gibt eine Chance für Argumente". Retrieved August 10, 2015, from http://derstandard.at/2000014681449/Impfskepsis-Es-gibt-eine-Chance-fuer-Argumente

Deutsches Ärzteblatt. (2015a). Die Impfkampagnen zeigen Wirkung. Retrieved August 10, 2015, from http://www.aerzteblatt.de/nachrichten/63168/Die-Impfkampagnen-zeigen-Wirkung

Deutsches Ärzteblatt. (2015b). Nationale Impfkonferenz: Masern und Röteln eliminieren. Retrieved August 10, 2015, from http://www.aerzteblatt.de/nachrichten/63198/Nationale-Impfkonferenz-Masern-und-Roeteln-eliminieren

Die Welt. (2015). Masern: Impfversorgung von Flüchtlingen ist mangelhaft. Retrieved August 10, 2015, from http://www.welt.de/politik/deutschland/article137944948/Bei-Fluechtlingen-klafft-eine-gefaehrliche-Impfluecke.html

Handelsblatt. (2015a). Masernausbruch: Regierung erwägt Impfpflicht. Retrieved August 10, 2015, from http://www.handelsblatt.com/politik/deutschland/masernausbruch-regierung-erwaegt-impfpflicht/11407596.html

Handelsbaltt. (2015b). Masern: Bitte keine Mythen mehr! Retrieved August 10, 2015, from http://www.handelsblatt.com/technik/medizin/masern-bitte-keine-mythen-mehr/11415920.html

Handelsblatt. (2015c). Masern-Erkrankungen: Gröhe droht mit Impfzwang. Retrieved August 10, 2015, from http://www.handelsblatt.com/politik/deutschland/masern-erkrankungen-groehe-droht-mit-impfzwang/11622526.html

Handelsblatt. (2015d). Angst vor dem Impfen: Tödlicher Aberglaube. Retrieved August 10, 2015, from http://www.handelsblatt.com/politik/deutschland/angst-vor-dem-impfen-toedlicher-aberglaube/11825172.html

Kurier. (2013). Masern: „Keine harmlose Kinderkrankheit". Retrieved August 18, 2015, from http://kurier.at/lebensart/gesundheit/masern-keine-harmlose-kinderkrankheit/20.770.104

Legal Tribune Online. (2013). Impfzwang und Verfassung: Mit Macht gegen Masern? Retrieved August 10, 2015, from http://www.lto.de/recht/hintergruende/h/masern-impfzwang-bahr/

Schleswig-Holsteinischer Zeitungsverlag. (2012). Einsatz gegen Impfmüdigkeit. Retrieved August 10, 2015, from http://www.shz.de/nachrichten/ratgeber/ernaehrung-gesundheit/einsatz-gegen-impfmuedigkeit-id209510.html

Spiegel Online. (2013a). Soziale Netzwerke: Ärzte starten Warnsystem für Impf-Gerüchte. Retrieved August 10, 2015, from http://www.spiegel.de/gesundheit/diagnose/aerzte-wollen-impf-geruechte-ueberwachen-a-899148.html

Spiegel Online. (2013b). Spätfolgen der Impfangst: Masern weltweit auf dem Vormarsch. Retrieved August 10, 2015, from http://www.spiegel.de/gesundheit/diagnose/zahl-der-masernfaelle-steigt-durch-impfabstinenz-a-900821.html

Spiegel Online. (2013c). Gesetzesänderung in Australien: Kita-Platz? Nur mit Impfung. Retrieved August 10, 2015, from http://www.spiegel.de/gesundheit/schwangerschaft/impfung-kinder-in-australien-muessen-vor-kindergarten-geimpft-sein-a-902311.html

Spiegel Online. (2013d). Oberbayern hat die größten Impflücken. Retrieved August 10, 2015, from http://www.spiegel.de/gesundheit/diagnose/versorgungsatlas-oberbayern-hat-die-groessten-masern-impfluecken-a-911637.html

Spiegel Online. (2014a). Bilanz für 2013: Deutschland erlebte schwere Masern-Welle. Retrieved August 10, 2015, from http://www.spiegel.de/gesundheit/diagnose/rki-bilanz-fuer-2013-deutschland-erlebte-schwere-masern-welle-a-944915.html

Spiegel Online. (2014b). Infektionskrankheiten: Kinderärzte kritisieren mangelnden Impfschutz bei Flüchtlingen. Retrieved August 10, 2015, from http://www.spiegel.de/gesundheit/schwangerschaft/kinderaerzte-kritisieren-mangelnden-impfschutz-bei-fluechtlingen-a-996930.html

SpringerMedizin.at. (2012). Miserable Impfraten in der EU. Retrieved August 10, 2015, from http://www.springermedizin.at/artikel/31407-miserable-impfraten-in-der-eu

Stern. (2013). Starker Anstieg an Masern-Ausbrüchen: Deutschland sucht die Impfverweigerer. Retrieved August 10, 2015, from http://www.stern.de/gesundheit/starker-anstieg-an-masern-ausbruechen-deutschland-sucht-die-impfverweigerer-3788494.html

Süddeutsche Zeitung. (2012). Masern europaweit auf dem Vormarsch. Retrieved August 10, 2015, from http://www.sueddeutsche.de/gesundheit/infektionskrankheiten-masern-europaweit-auf-dem-vormarsch-1.1248458

Süddeutsche Zeitung. (2013). Wo die Impflücken groß sind. Retrieved August 10, 2015, from http://www.sueddeutsche.de/gesundheit/masern-wo-die-impfluecken-gross-sind-1.1724400

Süddeutsche Zeitung. (2014). Schutz oder Schaden? Retrieved August 10, 2015, from http://www.sueddeutsche.de/bayern/masern-impfung-schutz-oder-schaden-1.1793956

Süddeutsche Zeitung. (2015a). Mythen, Misswirtschaft, Misstrauen. Retrieved August 10, 2015, from http://www.sueddeutsche.de/gesundheit/masern-impfung-mythen-misswirtschaft-misstrauen-1.2365909

Süddeutsche Zeitung. (2015b). Bundesregierung will Impfquote steigern. Retrieved August 10, 2015, from http://www.sueddeutsche.de/gesundheit/masern-enorm-ansteckend-1.2520134

WHO Regionalbüro Europa. (2011a). Rückblick auf die Europäische Impfwoche 2011. Retrieved August 10, 2015, from http://www.euro.who.int/de/health-topics/communicable-diseases/measles-and-rubella/news/news/2011/06/in-review-european-immunization-week-2011

WHO Regionalbüro Europa. (2011b). Länder Europas müssen jetzt handeln, um 2012 eine Neuauflage der Masernausbrüche zu verhindern. Retrieved August 10, 2015, from http://www.euro.who.int/de/media-centre/sections/press-releases/2011/12/european-countries-must-take-action-now-to-prevent-continued-measles-outbreaks-in-2012

WHO Regionalbüro Europa. (2012). Impfung auf die Bedürfnisse gefährdeter Gruppen ausrichten. Retrieved August 10, 2015, from http://www.euro.who.int/de/health-topics/communicable-diseases/measles-and-rubella/news/news/2012/6/tailoring-immunization-to-the-needs-of-susceptible-populations

WHO Regionalbüro Europa. (2013). Regionalkomitee: Höhepunkte von Tag 3. Retrieved August 10, 2015, from http://www.euro.who.int/de/about-us/governance/regional-committee-for-europe/news/news/2013/09/regional-committee-highlights-of-day-3

Wiener Zeitung Online. (2015). Masern sind kein Kinderspiel. Retrieved August 10, 2015, from http://www.wienerzeitung.at/nachrichten/oesterreich/chronik/748058_Masern-sind-kein-Kinderspiel.html

Zeit Online. (2009). Impfungen: Im Schutz der anderen. Retrieved August 10, 2015, from http://www.zeit.de/online/2009/11/impfen-kommentar

Zeit Online. (2011). Infektionskrankheit: Erwachsene sollten die Masern nicht unterschätzen. Retrieved August 10, 2015, from http://www.zeit.de/wissen/gesundheit/2011-11/masern-deutschland

Anhang

Datum	Autor	Titel	Suchbegriffe
19.06.2015	Deutsches Ärzteblatt	Nationale Impfkonferenz: Masern und Röteln eliminieren	Impfstrategie Masern
17.06.2015	Deutsches Ärzteblatt	Die Impfkampagnen zeigen Wirkung	Impfstrategie Masern
15.06.2015	Süddeutsche Zeitung	Bundesregierung will Impfquote steigern	Impfmüdigkeit Masern
26.05.2015	Handelsblatt	Angst vor dem Impfen: Tödlicher Aberglaube	Impfgegner Masern
23.04.2015	derStandard	Impfskepsis: "Es gibt eine Chance für Argumente"	Impfmüdigkeit Masern
22.04.2015	Wiener Zeitung	Masern sind kein Kinderspiel	Masern sind kein Kinderspiel
11.04.2015	Handelsblatt	Masern-Erkrankungen: Gröhe droht mit Impfzwang	Impfgegner Masern
01.03.2015	Die Welt	Bei Flüchtlingen klafft eine gefährliche Impflücke	Impfung Masern Migranten
25.02.2015	Süddeutsche Zeitung	Mythen, Misswirtschaft, Misstrauen	Impfmüdigkeit Masern
24.02.2015	Handelsblatt	Masern: Bitte keine Mythen mehr!	Impfgegner Masern
23.02.2015	Bild Zeitung	Der Impf-Streit!	Impfmüdigkeit Masern
22.02.2015	Handelsblatt	Masernausbruch: Regierung erwägt Impfpflicht	Impfgegner Masern
13.10.2014	Redaktion Spiegel	Infektionskrankheiten: Kinderärzte kritisieren mangelnden Impfschutz bei Flüchtlingen	Impfmüdigkeit Masern
01.07.2014	Süddeutsche Zeitung	Schutz oder Schaden?	Impfmüdigkeit Masern
22.01.2014	Spiegel Online	Bilanz für 2013: Deutschland erlebte schwere Masern-Welle	Impfmüdigkeit Masern
17.01.2014	derStandard	Masern sind kein Kinderspiel	Masern sind kein Kinderspiel
18.09.2013	WHO Regionalbüro Europa	Regionalkomitee: Höhepunkte von Tag 3	Masern Aufklärung
28.07.2013	Kurier	Masern: „Keine harmlose Kinderkrankheit"	Masern Impfquote Österreich
18.07.2013	Süddeutsche Zeitung	Wo die Impflücken groß sind	Impfmüdigkeit Masern
10.07.2013	Legal Tribunal Online	Mit Macht gegen Masern?	Impfpflicht Recht
09.07.2013	Stern	Deutschland sucht die Impfverweigerer	Deutschland sucht den Impfpass
07.07.2013	Spiegel Online	Oberbayern hat die größten Impflücken	Lösungen gegen Impfmüdigkeit
29.05.2013	Spiegel Online	Gesetzesänderung in Australien: Kita-Platz? Nur mit Impfung	Impfmüdigkeit Masern
20.05.2013	Spiegel Online	Spätfolgen der Impfangst: Masern weltweit auf dem Vormarsch	Impfmüdigkeit Masern
13.05.2013	Spiegel Online	Soziale Netzwerke: Ärzte starten Warnsystem für Impf-Gerüchte	Masern Impfkampagne
05.11.2012	SpringerMedizin.at	Miserable Impfraten in der EU	Lösungen gegen Impfmüdigkeit
05.10.2012	Budeszentrale für gesundheitliche Aufklärung	Deutschland sucht den Impfpass	Deutschland sucht den Impfpass
04.10.2012	derStandard	Riskante Impfmüdigkeit in Europa	Impfmüdigkeit Masern
30.08.2012	Schleswig-Holsteinischer Zeitungsverlag	Einsatz gegen Impfmüdigkeit	Lösungen gegen Impfmüdigkeit

13.08.2012	Bayrisches Staatsministerium für Umwelt und Verbraucherschutz	Huber: Impfen schützt vor ernsthaften Krankheiten - Bayrische Impfstrategie vorgestellt / 4 Säulen-Strategie für verbesserten Impfschutz	Impfstrategie Masern
13.06.2012	WHO Regionalbüro Europa	Impfung auf die Bedürfnisse gefährdeter Gruppen ausrichten	Masern
23.03.2012	derStandard	Impfmuffel gefährden nicht nur sich selbst	Impfmüdigkeit Masern
02.01.2012	Süddeutsche Zeitung	Masern europaweit auf dem Vormarsch	Impfmüdigkeit Masern
02.12.2011	WHO Regionalbüro Europa	Länder Europas müssen jetzt handeln, um 2012 eine Neuauflage der Masernausbrüche zu verhindern	Masern Impfkampagne
09.11.2011	Zeit Online	Erwachsene sollten die Masern nicht unterschätzen	Impfmüdigkeit Masern
16.06.2011	WHO Regionalbüro Europa	Rückblick auf die Europäische Impfwoche 2011	Masern Impfkampagne
15.09.2009	derStandard	Neue und alte Seuchen: Wächst die Gefahr?	Impfmüdigkeit Masern
26.04.2009	derStandard	So wenig wie möglich, so viel wie nötig	Impfmüdigkeit Masern
06.03.2009	Zeit Online	Im Schutz der anderen	Impfmüdigkeit Masern
ohne Datum	AVOS	Masern sind kein Kinderspiel	Masern sind kein Kinderspiel

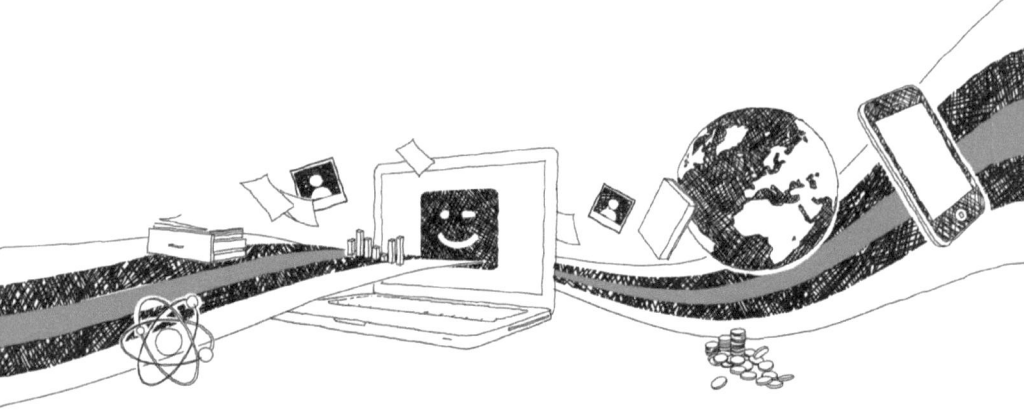
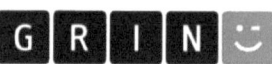